妇产科
临床疑难病例分析

主　编：万晓丽　胡　婷　许洪梅
副主编：曾亚敏　杨　敏　吴海静　罗　成　冯志萍

重庆大学出版社

图书在版编目（CIP）数据

妇产科临床疑难病例分析 / 万晓丽，胡婷，许洪梅
主编 . -- 重庆：重庆大学出版社，2024.6
（临床医学专著系列）
ISBN 978-7-5689-4471-7

Ⅰ . ①妇… Ⅱ . ①万… ②胡… ③许… Ⅲ . ①妇产科
病 – 疑难病 – 诊疗 Ⅳ . ① R71

中国国家版本馆 CIP 数据核字（2024）第 100670 号

妇产科临床疑难病例分析
FUCHANKE LINCHUANG YINAN BINGLI FENXI
主 编：万晓丽 胡 婷 许洪梅
策划编辑：胡 斌

责任编辑：胡 斌 版式设计：胡 斌
责任校对：邹 忌 责任印制：张 策
*
重庆大学出版社出版发行
出版人：陈晓阳
社址：重庆市沙坪坝区大学城西路 21 号
邮编：401331
电话：（023）88617190 88617185（中小学）
传真：（023）88617186 88617166
网址：http://www.cqup.com.cn
邮箱：fxk@cqup.com.cn（营销中心）
全国新华书店经销
重庆长虹印务有限公司印刷
*
开本：787mm×1092mm 1/16 印张：11.25 字数：210 千
2024 年 6 月第 1 版 2024 年 6 月第 1 次印刷
ISBN 978-7-5689-4471-7 定价：136.00 元

《妇产科临床疑难病例分析》编委会

主　　编　万晓丽　胡　婷　许洪梅

副主编　曾亚敏　杨　敏　吴海静　罗　成　冯志萍

编　　委　（以姓氏笔画为序）

前　言

在临床医学中，妇产科学是对女性生殖系统和妇产科疾病进行诊断、治疗和预防的专业，是女性健康领域的一个重要分支。因其服务对象的特殊性，使得妇产科医师具有更加特殊的使命。作为一名妇产科医师，具备丰富的临床经验与纯熟的实践技能尤为重要。准确诊断疾病是妇产科医师的基本执业技能，也是规范化治疗疾病的基础。然而在临床工作实践中，抽丝剥茧地从烦琐的临床资料中准确诊断疾病并非易事，尤其在遇到疑难病例时，更是对临床医师的巨大挑战。对临床工作中的疑难病例进行及时归纳、反思总结以及经验分享，可以提高诊疗的准确性，降低同类疾病的误诊率，从而规范疾病的治疗方案，改善患者的预后，提高其生存质量。

在长期的临床、教学、科研实践中，我们累积了大量的临床病例资料，对临床医师来说，这些都是宝贵的财富。为了充分发挥其作用，我们组织了乐山市人民医院妇产科、四川省肿瘤医院妇瘤科以及其他兄弟医院相关科室的多名专家，精心编撰了这本《妇产科临床疑难病例分析》。本书汇集了近5年来的28例妇产科临床疑难病例，所有病例均来自编者的一手临床资料。本书通过详尽的案例整理，深入浅出地对疑难病例进行剖析和解读，旨在理清疑难病例的诊疗思路、拓展相关重点知识，并在此基础上总结临床经验教训。本书的创新点在于汇编的临床案例均来自一线临床医师的一手资料，贴近临床且具有很强的实践性。案例分析着重荟萃最新的国内外文献，从而整理出该种类疑难病例最新的诊疗进展，提出新的诊疗思路，培养临床思维能力。

本书编写的宗旨是，通过病例形式的精心编排展现妇产科的临床知识和研究进展，以期对相关科室各级临床医师、临床医学研究生、进修生、实习生等有所启示、有所指导。在编写中，我们力求做到病例真实、新颖，编排系统、全面，临床实用、有效。

在此谨向各位编委在成稿过程中付出的辛勤劳动表示由衷的感谢！此外，在本书编写过程中，我们得到了重庆大学出版社的热情鼓励和细心指导，在此表示衷心的感谢！由于本书设计内容浩繁，错谬之处在所难免，敬请读者不吝赐教。

万晓丽

2024 年 1 月

目录

第三篇　妇科护理相关临床疑难病例

第一篇

产科临床疑难病例分析

病例 1 孕晚期子宫静脉窦破裂致腹腔大出血1例临床诊疗分析

【病史摘要】

患者，女，34岁，初产妇，因"停经36周2天，腹痛8小时余"于2021年7月26日急诊入院（乐山市人民医院，下同）。末次月经：2020年11月14日。患者因"原发不孕"于外院行体外授精后移植两枚胚胎，移植时间、胚胎类型及发育情况患方不详，因此根据末次月经核算孕周，预产期为2021年8月21日。移植胚胎后予以黄体酮制剂保胎治疗，无特殊不适。孕早期无明显妊娠反应、无阴道流血及腹痛等不适。

停经12周2天行超声检查示：宫内妊娠双胎，一胎停止发育（孕囊大小约3.7 cm×3.7 cm，内可见大小约1.9 cm×0.9 cm胚芽，未见明显胎心搏动）；另一活胎测值大小相当于13周（孕囊位于宫腔左下，内可见一成型胎儿，头臀长约6.7 cm）。停经4月余自觉出现胎动。

孕期建立产检卡，未定期产检，发病前共产检5次。胎儿系统超声筛查无明显异常，孕期未行胎儿染色体筛查、地中海贫血筛查、75 g葡萄糖耐量试验等相关检查。

8小时前患者无明显诱因出现下腹部阵发性疼痛，随后逐渐出现全腹部持续性疼痛，上腹部最为明显，自觉胎动明显减少，无发热，无头昏头痛、恶心呕吐，无腹胀腹泻、反酸烧心，无心慌胸闷、呼吸困难，无阴道流血、流液等不适。

4小时前患者腹痛较前加重，疼痛难忍，紧急到当地县医院就诊，胎监提示频繁晚期减速，建议立即剖宫产分娩。因当地医院缺乏救治早产儿条件，遂由救护车急诊转运至我院急诊科，专科检查示：监测胎心142次/分，宫口开大2 cm，阴道少许流血，暗红色，无阴道流液，急诊以"早产临产、胎儿窘迫"收治入院。

既往史：既往体健，婚后4年未孕。

婚育史：30岁结婚，G1P0（Gravida，G，妊娠次数；Para，P，分娩次数），丈夫体健。

月经史：初潮12岁，（5~6）天/（28~30）天，末次月经2020年11月14日，月经周期规律，月经量中等，颜色正常，无明显痛经史。

家族史：无特殊。

入院查体：体温 36.7 ℃，心率 112 次 / 分，呼吸 27 次 / 分，血压 88/64 mmHg。平车推入，烦躁不安，查体欠合作，面色苍白，呼之能应，心肺查体未闻及异常，腹部膨隆，拒按，呈板状腹，腹腔内脏器扪及不清，双下肢轻度凹陷性水肿。

产科专科查体：胎监可见宫缩（30~40）秒 /（2~3）分，持续监测胎心 60 次 / 分左右，胎心遥远，立即给予加大流量吸氧。消毒后阴道检查示：先露头；胎方位：左枕前位（Left Occiput Anterior，LOA），胎头高浮，宫颈展平，宫口开大 2 cm，扪及凸出羊膜囊，未扪及波动的条索状物，阴道少许暗红色血迹，无明显阴道流液，给予上推胎头、改变体位等措施后胎心无明显变化。

辅助检查：紧急行床旁 B 超。结果提示：晚孕，宫内单活胎，胎儿心率慢，61 次 / 分，胎盘位于前壁，距离宫颈内口约 1.0 cm。扫及肝肾间隙、脾肾间隙无回声区，腹腔大量积液。

入院诊断：①腹痛待诊：子宫破裂？胎盘早剥？其他？②腹腔积液；③失血性休克；④急性胎儿宫内窘迫；⑤ G1P0，36 周 2 天宫内妊娠 LOA 单活胎早产临产。

【诊疗经过】

立即启动院内危重患者紧急抢救机制，汇报上级医师及科主任，抽血完善相关辅助检查并充分备血，同时积极术前准备，通知手术室及儿科医师做好手术抢救孕产妇及新生儿的准备。

转运患者至手术室后，术前听诊未闻及胎心，急诊在全麻下行"剖腹探查术"。术中见：打开腹膜后见大量暗红色积血伴大量血凝块，吸取部分腹腔积血及血凝块后，迅速切开子宫下段洞穿胎盘娩出胎儿，经儿科医师、麻醉医师及助产士全力抢救，胎儿仍无呼吸、心跳等生命迹象，确定死胎。缩宫素 10 U 宫壁注射后子宫收缩欠佳，予缩宫素 10 U 持续静脉滴注，卡前列素氨丁三醇 250 μg 宫壁注射后子宫收缩逐渐好转。胎盘下缘抵达宫颈内口，胎盘自行娩出，检查胎盘完整，无明显胎盘早剥迹象，脐带入口位于胎盘边缘，呈球拍状。探查子宫、双附件及盆腹腔，见子宫后壁及宫底大量异常增生血管及怒张血窦，周围可见膜状粘连带。子宫右侧后壁下段静脉窦怒张处可见一约 0.5 cm × 0.5 cm 破裂血窦，周围膜状粘连内可见紫蓝色的积血包裹区域。右输卵管及卵巢粘连包裹于同侧阔韧带，未清晰窥及外观；左侧输卵管包裹卵巢粘连于子宫底部；直肠上段与子宫后壁下段粘连。分离盆腔粘连及肠粘连，探查子宫肌层完整，血窦破裂出血处与子宫肌层不相通，血窦破裂处渗血明显，遂予多个"8"字缝合行修补术，缝合止血。继续探查上腹部，肝周、肠间隙、脾周清理出大量暗红色血凝块及积血。胃肠外科、肝胆外科医师台上会诊，进一步探查腹腔脏器，肝胆胰脾、肠管均未见明显异常，未见出血区。温热生理盐水反复冲洗盆腹腔，见盆腹腔内没有明显活动性出血。腹腔积血及血凝块共计约3000 mL，术中出血量约1000 mL，共计出血4000 mL。术前急查血常规结果显示：血红蛋白87 g/L，红细胞比容27.2%，血小板$91×10^9$/L，术中积极抗休克、输血补液对症抢救治疗。

术后诊断：①子宫后壁静脉窦破裂大出血；②失血性休克；③盆腔粘连；④肠粘连；⑤低置胎盘；⑥球拍状胎盘；⑦ G1P1L0，36周2天宫内妊娠剖宫产一死胎。

术后转入重症监护室，积极予以预防感染、纠正贫血、改善凝血功能、纠正低蛋白血症、营养支持等对症治疗，术中术后共计输注红细胞悬液13.5 U，新鲜冰冻血浆1250 mL。出院前查血红蛋白104 g/L，红细胞比容33.1%，血小板$281×10^9$/L，白蛋白26.2 g/L，总蛋白50.7 g/L。最终患者痊愈出院。

【诊疗思路】

该患者急性起病，腹痛明显，入院急诊超声提示腹腔大量无回声区，考虑腹腔内出血可能，但出血原因不详，可能系子宫破裂、腹腔内脏器破裂等，患者入院前无外伤史，入院后已出现失血性休克体征，需进一步剖腹探查挽救母儿生命。医院快速启动危重患者抢救及转运通道，迅速将患者转送至手术室，术前腹部听诊未闻及胎心，再次与患者家属沟通，因患者病危，需手术挽救患者生命，但胎儿可能已胎死宫内，剖宫产娩出胎儿为死胎可能，患者家属知情理解并要求全力抢救患者，遂紧急行剖腹探查术。

【知识拓展】

孕晚期子宫静脉窦自发性破裂是极为罕见的产科严重并发症，缺少典型的病史及体征，术前难以明确诊断，容易导致治疗不及时，可因严重腹腔内出血导致母胎死亡[1]。发生孕期子宫静脉血窦破裂的原因不清，分析原因可能为以下几个方面：

（1）妊娠期子宫的血流灌注增加，子宫静脉呈扩张状态，加之宫体右旋，子宫右侧的静脉血液回流较左侧受阻，盆腔回流到下腔静脉的血液增多。加上整体子宫血液回流阻力以及增大的子宫对下腔静脉的压迫，使得回流阻力更加受阻，导致静脉压升高至正常的2~3倍[2]。妊娠32~34周循环血容量增加达高峰，子宫静脉怒张、瘀血严重，最易发生子宫静脉破裂。

（2）子宫浆膜下静脉及宫旁静脉表浅，管壁薄、无筋膜组成的外鞘，缺乏固有的弹性，中小静脉缺乏瓣膜，如腹压突然增加或受外力撞击，则可致其受损破裂出血。

（3）同时如有合并子宫内膜异位症、炎症或孕前患有附件炎症，可波及子宫侧壁。妊娠后随着妊娠月份增加，有炎症的血管充盈加剧，则子宫浆膜下静脉及宫旁静脉更表浅，曲张瘀血明显，甚至裸露，如有子宫收缩或腹压增加，可牵扯充盈血管发生破裂出血[3]。

（4）由于不孕人群增多，随着试管婴儿胚胎移植技术的发展，使得试管婴儿数量增加，该类人群孕期长时间的仰卧，加之保胎药物的使用、运动的减少使得孕期便秘更加严重，性生活或严重咳嗽等因素均可诱发子宫静脉丛自发性破裂。

（5）畸形血管、血管发育不良，或人工流产造成子宫内膜和肌层损伤，在此基础上更易导致血管破裂。子宫的血供丰富，一旦发生较小血窦的破裂，就可能导致腹腔大量出血，从而引起失血性休克，最终导致母胎死亡。

妊娠期出现子宫静脉破裂可突发也可缓慢发生，起病缓急取决于发生破裂的静脉的大小、出血的速度，表现多为持续性钝痛或胀痛，病情逐渐加重，疼痛部位不定，同时可能出现恶心、呕吐、头晕、晕厥、阴道流血、排便感等，腹腔出血量的不同可有不同程度压痛及反跳痛，可出现腹肌紧张、移动性浊音阳性、明显腹膜刺激征及板状腹。妊娠期急腹症要仔细鉴别，排除胎盘早剥、子宫破裂、急性阑尾炎、急性胰腺炎、泌尿系统结石、卵巢肿瘤扭转等常见产科并发症及外科急腹症。若在妊娠晚期出现无法解释的腹痛，并有腹膜刺激症状与失血体征，甚至发生休克，应警惕腹腔内出血。发生妊娠期急腹症时，应及时超声检查排查。治疗以全身纠正低血容量为基础，并立即通过开腹或腹腔镜探查后手术止血，必要时甚至需要切除子宫。国外有文献报道，剖腹探查术中发现左侧子宫角处浅静脉曲张约 7 cm，出血，术中行双侧子宫动脉介入放射栓塞，后续患者恢复良好。此外，经皮子宫动脉血管栓塞是许多妇产科出血的一种有效的替代治疗技术，能有效保留生育功能[4]。

【反思总结】

本病例在起病早期，因距离县城较远，交通不便利，到达县级医院时间较长，外院接诊时未发现腹腔内出血体征，再次转诊到市级医疗机构，导致患者腹腔内子宫静脉窦破裂出血时间长，治疗时机延误，最后出现失血性休克、胎死宫内。我院接诊后紧急剖腹探查，术中多学科的共同探查，全面排除了腹腔其他脏器出血的可能。虽然对患者进行了及时诊治，但患者已大量失血，出现失血性休克、胎死宫内。庆幸的是孕妇抢救成功，转危为安。由此可见，早期诊断、及时适当的治疗和手术以及多学科合作是挽救孕妇生命和改善围产期胎儿结局的关键[5]。

综上，妊娠期子宫血管的自发性破裂是一种罕见的并发症，可能导致母体及胎儿的发病及死亡[6]。但该病情紧急且严重，一旦发现有腹腔内出血，不管胎儿情况如何，都应立即剖腹探查治疗，首先要保证孕妇的生命安全，其次保住有希望存活的胎儿。低血容量性休克是本病孕妇最常见后果，术中需大量输液、输血，补充不足可加重心脏负担致急性左心衰，重度休克增加治疗难度[7]。早识别、早诊断、术前复苏、输入胶体及血制品维持血容量至关重要，快速有效的剖腹探查控制出血是唯一有效治疗。因此，加强对妊娠晚期子宫血管自发破裂的认识、提高诊疗水平是本病抢救成功的关键。

【参考文献】

[1] 姜敏, 夏玫. 妊娠晚期并子宫静脉丛自发性破裂误诊引发的思考 1 例 [J]. 中国社区医师（医学专业）, 2013, 15(9): 262.

[2] 徐俊奇, 闫贵伦. 妊娠晚期自发性子宫浆膜下血管破裂二例报告 [J]. 腹部外科, 2000, 13(1): 51.

[3] 王娟, 陈玉芳, 许少群, 等. 妊娠晚期子宫静脉血管自发破裂 2 例诊治体会 [J]. 实用全科医学, 2006, 4(5): 586.

[4] DÍAZ-MURILLO R, TOBÍAS-GONZÁLEZ P, LÓPEZ-MAGALLÓN S, et al. Spontaneous hemoperitoneum due to rupture of uterine varicose veins during labor successfully treated by percutaneous embolization[J]. Case Rep Obstet Gynecol, 2014, 2014: 580384.

[5] YANG L, LIU N, LONG Y. Intra-abdominal hemorrhage during pregnancy: four case reports[J]. World J Clin Cases, 2020, 8(14): 3074-3081.

[6] DOGER E, CAKIROGLU Y, YILDIRIM KOPUK S, et al. Spontaneous rupture of uterine vein in twin pregnancy[J]. Case Rep Obstet Gynecol, 2013, 2013: 596707.

[7] 于希濂. 妊娠中期子宫壁静脉自发性破裂误诊一例 [J]. 中华妇产科杂志, 1999, 34(12): 750.

（曾亚敏　许洪梅　黄 平）

病例 2 妊娠合并外伤延迟性脾破裂1例临床诊疗分析

【病史摘要】

患者，女，28岁，因"停经15周2天，腰痛3天，腹痛2天"于2021年11月11日03：00急诊入院（乐山市人民医院，下同）。末次月经：2021年7月27日。患者孕期于当地医院建卡，定期产检，产检结果未见明显异常。3天前，患者自诉无明显诱因出现左侧腰痛，呈阵发性发作，牵扯样疼痛，自觉疼痛能忍受，无寒战高热、尿频尿急尿痛等不适，当时未予重视未就医。2天前，患者出现中上腹及左上腹疼痛，疼痛呈持续性，逐渐加重，牵扯至背部及腰部胀痛，无恶心呕吐、腹泻、发热等其他不适，遂就诊于当地县人民医院。腹部彩超提示：左肾轻度积水、左肾结石。查血常规示：白细胞 14.86×10^9/L，血红蛋白 99 g/L，予以间苯三酚对症止痛及抗生素抗感染治疗后，患者症状较前加重，建议至上级医院就诊，遂急诊至我院就诊。

急诊科监测血压 150/110 mmHg，腹部B超示：腹腔积液，深约 6.7 cm，宫内单活胎，头臀长约 5.8 cm，可见胎心胎动，急诊遂以"宫内中孕单活胎，腹痛待诊"收入住院。

既往史：2017年在当地医院因"社会因素"足月孕行剖宫产术，手术顺利，术后康复尚可。

婚育史：23岁结婚，配偶体健，G2P1，2017年在当地医院因"社会因素"足月剖宫产分娩一男活婴，健存。

月经史及家族史：无特殊。

入院查体：体温 36.2 ℃，心率 128 次/分，呼吸 24 次/分，血压 142/84 mmHg，体重 105 kg。痛苦面容，意识清醒，被动体位，平车推入，查体配合欠佳，心肺未闻及明显异常，腹部稍膨隆，下腹部可见一横形既往手术瘢痕，长约 12 cm，全腹压痛明显，轻微反跳痛，未触及腹部包块，肝脾肋下未触及，移动性浊音阳性。

产科专科查体：因腹部脂肪厚，子宫轮廓扪及不清，经腹未扪及宫缩，胎心 145次/分，阴道无流血、流液。

辅助检查：2021 年 11 月 10 日，当地医院腹部彩超提示左肾轻度积水，左肾结石；血常规提示白细胞 14.86×10^9/L，血红蛋白 99 g/L。2021 年 11 月 11 日，我院急诊腹部彩超提示腹腔积液，深约 6.7 cm，宫内单活胎，头臀长约 5.8 cm，可见胎心胎动；血常规提示白细胞 12.84×10^9/L，血红蛋白 91 g/L；凝血试验提示凝血酶原时间 13.1 秒，国际标准化比值（International Normalized Ratio，INR）1.01，部分凝血酶原时间 31.1 秒，纤维蛋白原 4.43 g/L，凝血酶时间 16.5 秒，D- 二聚体 0.94 μg/mL。

入院诊断：①腹痛待诊：阑尾炎？胰腺炎？其他？ ②妊娠合并肾结石；③妊娠合并慢性高血压待排；④妊娠合并子宫瘢痕；⑤ G2P1，15^{+2} 周孕宫内单活胎。

【诊疗经过】

入院后急诊行全腹 CT 示：盆腹腔多处积血（液），以脾胃间隙体部下方肠系膜区为主（冠状位最大截面约 15.4 cm × 9.7 cm）；脾门区稍低密度结节，径线约 2.4 cm，与脾门区血管分界不清，考虑腹腔内出血可能性大。立即告病危，合血备血，复查血常规示：血红蛋白 81 g/L，血红蛋白下降。同时请肝胆外科急会诊。考虑腹腔内出血，不排除脾动脉瘤、子宫破裂等可能，告知患者及家属相关风险后选择剖腹探查术，遂急诊在全麻下行剖腹探查术，术中行"开腹脾脏切除术 + 胰尾部分切除术 + 肠粘连松解术 + 大网膜游离移植术"。

术中妇产科医师与肝胆外科医师同台，术中见：肝周、盆腔内见散在约 3000 mL 暗红色不凝血及血凝块，脾脏周围约 2000 mL 鲜红色血凝块，脾脏大小约 14 cm × 8 cm × 5 cm，质软，脾脏面可见一长约 3 cm、深约 1 cm 的裂口，可见活动性出血；另于脾门及胰尾部之间可见血肿形成，大小约 15 cm × 10 cm。肝脏质软，色泽红润，未见异常。

予以行"脾脏切除术 + 胰尾部分切除术 + 大网膜游离移植术"。下腹部子宫前壁部分粘连于前腹部，左侧输卵管粘连于左侧腹壁，乙状结肠与左侧输卵管膜状粘连，分解上述粘连后见子宫呈球形，增大约 4 月孕大，子宫前后壁及侧壁完整，未见明显破口及出血点，原剖宫产切口瘢痕连续，未见破口，双侧附件形态未见明显异常。探查胆囊、腹腔胃肠道等其余腹腔组织未见异常，放置腹腔引流管 2 根后关腹。术中出血共计 5500 mL，术中输红细胞悬液 12 U，血浆 1000 mL，冷沉淀 10 U。

术后诊断：①腹腔出血：脾破裂伴脾动脉瘤破裂出血；②腹膜后血肿；③失血性休克；④妊娠合并肾结石；⑤妊娠合并慢性高血压待排；⑥妊娠合并子宫瘢痕；

⑦ G2P1，15⁺² 周孕宫内单活胎；⑧肠粘连；⑨盆腔粘连。

术后患者转入重症监护室进一步治疗，转入时呈贫血貌，全身湿冷，持续去甲肾上腺素泵入维持血压，心率 133 次 / 分，血压 128/79 mmHg，双侧瞳孔 2 mm，对光反射均迟钝，球结膜水肿，保留腹腔引流管 2 根，引流出血性液体（约 50 mL）。凝血试验：凝血酶原时间 30.9 秒，INR 3.06，部分凝血酶原时间 77.7 秒，纤维蛋白原 1.95 g/L，凝血酶时间 35.2 秒，D- 二聚体 20.72 μg/mL。肝功能：丙氨酸氨基转移酶 1360 U/L，天门冬氨酸氨基转移酶 2072 U/L。

给予呼吸机辅助呼吸、头孢西丁抗感染、补液抗休克、输血纠正贫血、输血浆改善凝血、碳酸氢钠纠酸，以及止血、抑酸、抑酶、维持内环境稳定等治疗。

患者于手术当日 13:05 出现血压下降，血压 78/40 mmHg，调节血管活性药物及补液、加压输血，血压仍不能维持正常，查血气分析血红蛋白测不出，腹腔引流累计引流出鲜红色液体 300 mL。

复查 B 超示：腹腔积液，肝周探及 1.0 cm 的无回声区，盆腔积液，深约 4.6 cm。考虑腹腔再次出血可能，术前全院大会诊及危重疑难病例讨论后决定再次行剖腹探查。与患者家属沟通交代病情后同意再次手术探查，遂于 11 月 11 日 14:36—17:20 在全麻下行剖腹探查，术中见：盆腹腔内见散在约 1000 mL 暗红色血凝块，胰尾创面可见少量渗血，无明显活动性出血；余探查胃、肝脏肠系膜根部、大小肠、子宫及其附近未见明显出血或渗血；肝脏色泽红润，大小肠色泽红润，活动可。予以行"胰尾创面缝扎止血术 + 油纱填塞术"，术中出血共约 1100 mL，术中输红细胞悬液 6.5 U，血浆 600 mL，冷沉淀 20 U。

术后再次送入 ICU 继续治疗，转入时患者循环极不稳定，持续超大剂量血管活性药物（去甲肾上腺素、间羟胺）维持血压，血压仍差，且氧和差，持续呼吸机辅助呼吸，血氧饱和度 85%，球结膜水肿，眼睑水肿，双侧瞳孔 6 mm，对光反射均迟钝。手术后期开始出现口鼻、消化道出血，血尿，双肺闻及湿啰音，腹膨隆，腹腔引流管引流出血性液体。

2021 年 11 月 12 日 00:55 经阴道娩出一死胎，子宫收缩可，阴道流血少。

2021 年 11 月 12 日 08:20 查体示：双瞳 4 mm，对光反射迟钝，发热。血常规示：白细胞 31.3 × 10⁹/L，降钙素原 3.020 ng/mL，换用美罗培南加强抗感染治疗。

2021 年 11 月 13 日行床旁行连续性肾脏替代治疗（Continuous Renal Replacement Therapy，CRRT）联合血浆置换。

2021 年 11 月 13 日 17:44 突发室颤，于床旁心肺复苏、电除颤，后恢复自主心率，完善心电图，考虑急性下壁 ST 段抬高型心肌梗死？冠状动脉自发夹层？

2021 年 11 月 15 日患者昏迷，完善头部 CT 示：考虑右侧枕叶梗死，予以加用甘露醇降颅压。后组织全院多学科会诊（Multi-disciplinary Treatment，MDT），考虑患者病情危重，与患者家属交代病情及评估转运风险后，于 2021 年 11 月 16 日转入省级危重孕产妇救治中心进一步治疗，后患者于 2021 年 11 月 19 日经抢救无效死亡。

【诊疗思路】

患者入院时表现为上腹部疼痛，监测得血压偏高，入院前于门诊行急诊腹部彩超未提示腹腔内脏器异常影像，仅提示腹腔积液，深约 6.3 cm，疼痛原因考虑为阑尾炎？胰腺炎？子宫破裂？其他？腹腔内积液，考虑为高血压引起的漏出腹水或者子宫破裂导致的腹腔内出血，因患者肥胖（105 kg），腹部脂肪厚，腹穿困难。因 CT 可对出血灶进行定位并确定其范围，同时排除急性阑尾炎、急性胰腺炎等疾病，是诊断脾破裂的最佳无创手段，遂建议患者行 CT 进一步明确诊断。但因该患者系妊娠中期孕妇，患者家属对电离辐射存在顾虑，与家属充分沟通后才行全腹 CT，结果提示盆腹腔多处积血（液），以脾胃间隙体部下方肠系膜区为主（冠状位最大截面约 15.4 cm×9.7 cm），同时复查血常规提示血红蛋白下降，考虑脾破裂出血。遂急诊行剖腹探查术，术中见肝周、盆腔内散在约 3000 mL 暗红色不凝血及血凝块，脾脏周围约 2000 mL 鲜红色血凝块，脾脏大小约 14 cm×8 cm×5 cm，质软，脾脏面可见一长约 3 cm、深约 1 cm 的裂口，可见活动性出血；另于脾门及胰尾部之间可见血肿形成，大小约 15 cm×10 cm。但因患者出血量巨大，术后并发弥散性血管内凝血（Disseminated Intravascular Coagulation，DIC）及多器官功能衰竭，最终抢救无效死亡。

手术后，反复追问患者家属有无外伤史，患者母亲才回忆起入院前 10 余天，患者不慎从 70~80 cm 高地摔倒，但患者在入院时未主动提供该外伤史。

【知识拓展】

脾破裂按发生机制可分为创伤性、自发性及医源性三类。另外在临床上脾破裂分为立即破裂和延迟性破裂两种类型。

引发延迟性脾破裂的发生机制主要有三种，具体如下：

（1）脾包膜下破裂：腹部遭受钝性伤后使得脾实质受到损伤，但脾包膜尚且完整。待实质出血及水肿时间延长，其对脾包膜的外力明显增大，进而引发腹压受到改变，患者在日常生活中的一些普通动作（咳嗽、用力屏气、改变体位等）即有可能造成包膜破裂进而引起大出血。

（2）脾包膜裂伤：腹部遭受外伤后脾包膜出现裂口，而血凝块堵塞或嵌顿于裂口处，短时间无明显的出血情况。在经过一段时间后，血凝块逐渐融化松解，裂口处无血凝块堵塞而引发大出血情况。

（3）脾包膜撕伤：包膜出现小裂口，受伤起初出血量较少，短时间内无明显的不良症状，后随着出血量的逐渐增多，一段时间后腹腔内出现大出血情况[1]。此外，脾实质内血肿，在经过一段时间后可形成假性囊肿，因破裂也可发生内出血[2]。本例患者即为外伤后延迟性脾破裂。在受伤至发生腹腔大出血期间，早期出血可能仅限于包膜下或包膜裂口小而暂时被血块堵塞等暂无出血征象及无临床症状，后因体位改变或其他因素，发生包膜破裂，失血迅猛，导致失血性休克。

延迟性脾破裂的诊断：

（1）诊断性腹腔穿刺：腹腔穿刺检查是诊断腹部闭合伤的主要手段，抽出不凝血即可确诊。

（2）腹部 B 型超声检查：B 型超声检查具有简便、迅速、无创、可床旁进行等优点。由于其无创伤性，近年来床旁 B 型超声检查更多地取代了有创且烦琐的诊断性腹腔灌洗。

（3）腹部 CT 检查：对实质脏器损伤及其范围和程度有重要的诊断价值，分辨率清晰，对术式选择亦有帮助[2]。

延迟性脾破裂一旦确诊后应积极手术治疗，首选脾切除。此术式的特点是止血迅速彻底，效果确切，不再发生出血。条件允许还可以行自体脾移植[3]。保脾手术有单纯修补、纤维蛋白胶封闭及部分脾切除术。因延迟性脾破裂有着特有的病理改变，如脾损伤部位水肿程度重，损伤部位血块机化、空洞形成等，直接缝合修补容易失败，甚至形成死腔感染，因而主张采用部分脾切除术[4]。

【反思总结】

对原因不明的突发性腹痛、贫血、休克者应考虑并不能排除延迟性脾破裂，在采集病史时应着重询问有无外伤史及外力作用部位，如疑为延迟性脾破裂，因伤后近期体征及症状不明显，应在伤后 2 周内严密观察患者腹痛及腹腔内积液等变化，积极行腹腔穿刺，明确腹水性质，密切监测生命体征。需临床症状与辅助检查相结合，多学科配合，只要具备剖腹探查指征，应果断手术探查，同时积极补充血容量及改善凝血功能，以最大程度挽救患者生命。

【参考文献】

[1] 赵林. 24例延迟性脾破裂的诊断与误诊分析 [J]. 世界最新医学信息文摘（连续型电子期刊），2015, 15(44): 169.

[2] 杨雁灵，岳树强，张建法. 延迟性脾破裂的诊断与外科治疗 [J]. 实用医学杂志，2003, 19(1): 66-67.

[3] 江华山，唐仲文，朱明. 延迟性脾破裂的诊断和治疗 [J]. 腹部外科，2009, 22(2): 94-95.

[4] 廖君屯. 延迟性脾破裂的临床诊治分析 [J]. 工企医刊，2014, 27(4): 930-931.

（辜　莉　韩　力　曾亚敏）

病例 3 "妊娠合并宫颈机能不全" 保胎 1 例临床诊疗分析

【病史摘要】

患者，女，32 岁，因"停经 26 周 3 天，下腹部隐痛不适 2 天余"于 2023 年 2 月 12 日急诊入院。末次月经：2022 年 8 月 11 日。经早孕彩超核实孕周准确。孕期定期产检，无特殊。2 天前，患者无明显诱因出现下腹部隐痛，呈持续性，表现为晨轻暮重，无恶心呕吐，无阴道流血、流液，无畏寒发热、心慌胸闷等不适。

2023 年 2 月 12 日患者自觉上述症状明显加重，胎动如常，到当地某妇幼保健院就诊，完善阴道彩超提示：孕妇宫颈内口开放，宫颈管呈"U"形改变，宫内单活胎。当地医院初步考虑诊断"难免流产"，保胎失败可能性极大，继续妊娠困难，建议放弃继续妊娠。患者要求积极保胎，拒绝在当地医院治疗，自行拨打"120"急救电话，要求转诊到我院（乐山市人民医院，下同）。急诊以"G2P0 26^{+3} 周宫内单活胎难免流产？妊娠合并宫颈机能不全？"收入住院。孕妇孕期精神、食欲、睡眠可，二便正常，体重增加约 6 kg。

既往史：2020 年患者孕 5 月余时因胎儿性染色体异常、胎盘前置状态于成都市某医院行血管介入后中孕引产术，后因宫内组织残留行清宫术两次。2022 年 3 月因"宫腔粘连、继发不孕"于某市人民医院行宫腹腔镜联合探查手术。

生育史：G2P0，中孕引产 1 次，详见既往史。

个人史、月经史及家族史：无特殊。

入院查体：体温 36.7 ℃，脉搏 81 次 / 分，呼吸 19 次 / 分，血压 115/70 mmHg。一般情况尚可，心肺查体均为阴性，腹部稍膨隆，腹软，全腹无压痛及反跳痛。

产科专科检查：腹围 89 cm，宫高 26 cm，胎心约 148 次 / 分，经腹部扪及不规律宫缩。胎位：横位。消毒外阴后经阴道检查示：阴道内及宫颈口处见大量黄色脓性分泌物，无异味。碘伏棉签轻轻擦去阴道内及宫颈口分泌物后，见宫口开大 4 cm，羊膜囊突向宫颈管内。

入院诊断：①妊娠合并宫颈机能不全；②不良孕产史；③胎儿脐带绕颈一周；④ G2P0A1，26^{+3} 周宫内孕单活胎难免流产。

【诊疗经过】

入院后与患者及家属沟通病情及相关风险，患方要求积极保胎，遂予以取宫颈分泌物培养、完善各项感染指标检查、每日碘伏稀释后清洁会阴、静滴硫酸镁保护胎儿脑神经、口服硝苯地平片及阿托西班静滴抑制宫缩、肌注地塞米松促胎肺成熟等积极保胎治疗。

入院后辅查结果提示：解脲支原体感染，余结果未见明显异常。予以口服阿奇霉素抗感染治疗。经积极治疗后患者病情稳定，宫缩明显抑制，拟择期行紧急宫颈环扎术。

术前患者突然出现阴道分泌物呈水样，较前增多，予可溶性细胞间黏附因子检测呈阳性，同时 pH 试纸检测呈蓝色。消毒后阴道检查示：羊膜囊仍突出明显，宫颈口开大 4 cm，较前无明显变化，遂考虑高位胎膜破裂，结合患者孕周，再次与患者及家属沟通后选择继续保守治疗，放弃紧急宫颈环扎术。遂采取臀高头低体位，尽量减少宫腔内液体流出。予以每日口服乳果糖口服液及益生菌软化大便，同时高蛋白低脂饮食等措施保持大便通畅；予以头孢呋辛钠静滴预防感染，余继续静滴阿托西班间断口服硝苯地平片联合抑制宫缩，同时多学科联合协助孕期治疗，如中医科开具保胎中药、营养科指导孕期营养摄入等，积极关注保胎期间静脉血栓的预防，嘱多饮水、足背屈运动、穿戴弹力袜、皮下注射依诺肝素钠注射液等，密切监测双下肢肿胀、疼痛等情况。保胎期间患者无畏寒发热、阴道明显流血、阴道大量流液等不适，动态监测血常规、降钙素原、宫腔分泌物培养等感染指标未见明显异常。

2023 年 3 月 21 日（孕 31^{+5} 周）23：30，患者自诉频发宫缩，（40~60）秒 /（2~3）分，宫缩期间耻骨联合上方胀痛明显，伴腰背部胀痛难耐，阴道可见淡红色血性分泌物，较前明显增加。消毒后阴道检查示：宫口开大约 6 cm，先露高浮，羊膜囊凸向阴道内，透过羊膜囊可扪及胎儿部分下肢体。胎位：横位。经静滴硫酸镁保护胎儿脑神经，加快阿托西班注射液静滴速度后宫缩仍无明显好转，考虑早产临产，与患方沟通病情后积极术前准备，签字选择急诊经剖宫产手术终止妊娠。

患者送入手术室后拟行椎管内麻醉前突然出现阴道大量流液，行阴道检查扪及胎儿肢体及脐带掉出宫颈外口，考虑"脐带脱垂"，立即用右手中指和食指并拢持续上推胎儿肢体和脐带避免胎儿急性缺血缺氧，同时迅速在全麻下行子宫下段剖宫产术。术中行内倒转将横位转至臀位后行臀牵引娩出一活男婴，脐带绕颈一周，重 1710 g，Apgar 评分 8 分—9 分—9 分。断脐后，将新生儿交儿科医师、麻醉医师及助产士积极抢救后转送至儿科监护室治疗。胎儿娩出后肌注缩宫素 10 U、马来酸麦角新碱注射液 0.2 mg 促子宫收缩。术中见胎盘部分植入宫体右侧壁及后壁浅肌层，予有齿卵圆钳清理胎盘，并适当修剪胎盘植入肌层组织。见胎盘剥离面活动性出血，子宫收缩差，肌注卡前列素氨丁三醇注射液 250 μg 促子宫收缩并行双侧子宫动脉上行支结扎术 + 子宫体背带式捆绑术预防产后出血。手术困难但顺利，术后予头孢西丁 2.0 g q8h 静滴预防感染、氨甲环酸 1.0 g 止血、缩宫素收缩子宫等治疗。

患者因产后持续高热，体温在 37.5~39.8 ℃波动，于 2023 年 3 月 23 日（术后第二天）抽血培养提示：革兰氏阳性菌感染。予将抗生素升级为万古霉素抗感染治疗，5 天后患者症状好转，复查血感染指标明显下降后改为哌拉西林钠他唑巴坦钠继续抗感染治疗。

术后胎盘病检结果提示：胎盘粘连、多量中性粒等炎性细胞浸润，灶性坏死，重度绒毛膜羊膜炎；复查血培养两项（鉴定 + 药敏）示：经需氧及厌氧培养 5 天无细菌和真菌生长。

术后 10 天患者康复出院。新生儿经新生儿科积极治疗后于分娩后 30 天好转出院。

【诊疗思路】

该患者入院后因保胎意愿十分强烈，告知患方相关注意事项及保胎风险后，仍强烈要求在严密监测下继续保胎处理。回顾该患者的病史，其保胎过程、结果和母胎结局都充满未知和挑战。患者入院后拟积极抗感染、抑制宫缩后行紧急宫颈环扎术，后因患者"高位破膜"更改治疗方案，积极与患者及其家属充分沟通后照说明书使用阿托西班及间断联合硝苯地平片抑制宫缩保胎等治疗措施，并采取中西医联合诊疗，营养科每周定期提供营养指导，保持大便通畅，有效抑制宫缩，积极预防感染并定期监测各项感染指标，保护胎儿脑神经、促胎肺成熟等治疗，最后取得较为满意的母胎结局。

【知识拓展】

宫颈机能不全是指子宫颈内口闭锁不全，由各种先天性和后天性因素引起[1]。宫颈机能不全的临床表现为孕中、晚期的宫颈管无痛性扩张，伴有妊娠囊压力性坠落至宫口，随后不成熟胎儿娩出[2]。宫颈机能不全为中孕期早产及反复流产的关键因素之一，反复流产者占 8%~15%[3-4]，发生在妊娠 13~27 周；80% 为早产，发生在妊娠 28~37 周[5]。目前，宫颈机能不全尚无统一诊断标准，需要综合既往病史、临床症状体征及超声检查结果，从而做出临床诊断[6]。Roman[7] 等的研究中提到若患者于月经前出现背疼、抽筋或阴道分泌物异常增多等，则不排除宫颈机能不全可能，专科医师应尤其注意具有该病危险因素的人群。

胎膜早破是一种常见的产科并发症，胎膜早破后会明显降低羊水的抑菌效果，使上行感染的发生风险明显增加，当受到宫内感染后，早产、胎儿窘迫、肺炎、死胎和败血症等的发生概率会明显升高[8]。如果没有及时干预，容易使产妇出现宫内感染、早产以及产褥感染，严重者会造成围生儿和胎儿死亡，对母婴的安全造成极大程度的威胁[9]。

【反思总结】

必要时需了解患方家庭情况，从患者角度出发，充分考虑患方保胎意愿，加强医患沟通，注意感染及母儿情况综合监测。

治疗方案需个体化，要查阅文献了解相关个案，对此类患者各方面管理需要权衡利弊，及时处理相关症状，尽量延长孕周。

对于"脐带脱垂"等突发事件，平常应加强产科应急演练，提高应对能力，加强多学科协作处理事务能力。

因患者病情多种多样，制订治疗方案并非都有标准的临床诊疗指南，有时需结合患方意愿制订非常规的个体化治疗方案。因为存在众多因素影响，妊娠结局不明确，所以对医患双方都存在挑战。对于超早产病例，更需要积极沟通，充分考虑患方意愿，评估有无保胎的可能以及继续妊娠对孕妇或者是胎儿的风险利弊；保胎过程中对控制感染、抑制宫缩、保持大便通畅、预防血栓、情绪疏导等都要高度重视，每一个环节都是决定能否成功保胎的关键。

【参考文献】

[1] 伊丽努尔·阿布力孜，黄莺，冯国惠. 宫颈环扎术治疗妊娠合并宫颈机能不全的疗效分析 [J]. 新疆医学，2023, 53(1): 54-57, 94.

[2] 张燕，余艳红，任利容，等. 宫颈机能不全 554 例的临床疗效 [J]. 中华围产医学杂志，2016, 19(4): 274-277.

[3] 徐晓艳，吉婷，滕炜，等. McDonald 宫颈环扎术在双胎与单胎妊娠合并宫颈机能不全患者中的应用 [J]. 海南医学，2023, 34(5): 709-712.

[4] 王虹. 不同孕期和不同治疗时机行宫颈环扎术治疗宫颈机能不全患者的效果及妊娠结局研究 [J]. 医学综述，2016, 22(6): 1192-1194.

[5] 曹杨, 刘俊涛, 高劲松, 等. 经阴道宫颈环扎术治疗宫颈机能不全的效果及影响因素 [J]. 中华围产医学杂志, 2014(6): 374-378.

[6] 李雪, 张弘. 宫颈机能不全环扎与早产 [J]. 中国实用妇科与产科杂志, 2018, 34(2): 146-150.

[7] ROMAN A, SUHAG A, BERGHELLA V. Overview of cervical insufficiency: diagnosis, etiologies, and risk factors[J]. Clin Obstet Gynecol, 2016, 59(2): 237-240.

[8] 杜文渊, 于晓霞, 王小莎, 等. ICAM-1 和 PCT 与未足月胎膜早破并发绒毛膜羊膜炎的相关性研究 [J]. 西南国防医药, 2018, 28(2): 146-148.

[9] 朱培静, 魏瑗. 英国皇家妇产科医师学会与美国妇产科医师学会指南对"胎膜早破"推荐意见的比较 [J]. 中华围产医学杂志, 2020, 23(2) : 125.

（韩振文　许洪梅　杨志娟）

病例 4 孕晚期妊娠合并脓毒症感染性休克 1 例临床诊疗分析

【病史摘要】

患者，女，28 岁，因"停经 32 周，腹泻 1 天，发烧伴尿频 7 小时余"于 2021 年 3 月 24 日 17:37 急诊入院。患者末次月经：2020 年 8 月 12 日。经孕早期彩超核实患者孕周与停经日期相符。孕期规范产检，结果无特殊。

1 天前患者进食变质食物后出现腹泻，呈稀便，自诉共 3 次，伴持续性下腹部隐痛，后呕吐 1 次，呕吐物为胃内容物，无发热、头晕、头痛，无心慌、呼吸困难等不适，就诊于当地某医院，完善检验检查结果，阴道分泌物：杂菌阳性；尿常规：白细胞 45.5 /μL、细菌 914.6 /μL；血常规未见明显异常。后患者腹痛症状逐渐好转，无特殊不适，嘱患者观察。

7 小时前患者无明显诱因出现发热，伴畏寒、寒战，伴尿频、左侧腰部胀痛，伴四肢乏力，无咳嗽、咳痰、头晕、头痛、心慌、胸闷、呼吸困难、腹痛、阴道流血等不适，立即就诊于某妇幼保健院，查体温 40.5 ℃，血压 95/56 mmHg，胎心率 200 次/分左右，建议患者上级医院进一步治疗，遂由"120"送至我院（乐山市人民医院，下同）。完善胎儿 B 超提示：晚孕，头位，宫内单活胎，胎儿心率偏快（166 次/分），急诊收入院。

既往史、个人史、家族史、月经史：无特殊。

婚育史：25 岁结婚，配偶体健，夫妻关系和睦，G1P0。

入院查体：体温 36.6 ℃，心率 109 次/分，呼吸 20 次/分，血压 74/42 mmHg。发育正常，营养良好。神志清楚，精神萎靡，轮椅推入病房，口唇、面色苍白，查体合作。腹部膨隆，宫体无明显压痛，下腹部无压痛及反跳痛，肝脾肋下未触及，移动性浊音阴性，肠鸣音正常。左侧肾区叩痛，右侧肾区无叩痛。

产科专科检查：腹围 100 cm，宫高 29 cm，胎动尚可。胎位：头位。骨盆外测量未查及明显异常。消毒后阴道检查：阴道无明显分泌物，头先露 –3，宫颈质软，居中，容受 60%，宫口未开。

胎心监护：胎心率 158 次/分，宫缩规律，约 5~6 分钟/次，宫压波动于

40~60 mmHg。

入院诊断：①发热待诊：泌尿系统感染？急性胃肠炎？②感染性休克；③胎儿窘迫待排；④ G1P0，32 周孕宫内头位单活胎先兆早产。

【诊疗经过】

告病危、产科常规护理、一级护理、心电监护、血氧饱和度监测；留置尿管；胎心监测、胎动计数、吸氧。

完善相关检验检查：血常规、C 反应蛋白（C-reactive Protein，CRP）、降钙素原、血培养、肝肾功、尿培养、大便培养等。血常规示：白细胞 20×10^9/L，中性粒细胞百分比 95.2%，血红蛋白 105 g/L，血小板 130×10^9/L，C 反应蛋白 111.24 mg/L，降钙素原 64.96 ng/mL；泌尿系彩超检查示：左肾积水。余结果未见明显异常。

建立静脉双通道，予以对症补液抗休克，静脉滴注头孢西丁钠 2 g q8h 抗感染，肌肉注射地塞米松 6 mg q12h 促胎肺成熟等治疗。

与患者及家属充分沟通病情，消化内科及重症监护室急会诊协助诊治。消化内科会诊后建议：患者发病前有饮食不洁史，完善大便常规、大便隐血试验；抗感染治疗。重症监护室会诊后建议：补液维持血压，转入 ICU 进一步诊治。

患者于 2023 年 3 月 24 日 20:34 转入重症监护室。转出时生命体征：体温 36.8 ℃；心率 125 次 / 分；呼吸 20 次 / 分；血压 88/45 mmHg；血氧饱和度 97%。转入重症监护室后，升级抗生素为静脉滴注美罗培南 1 g q8h 抗感染治疗。继续严密监护患者各项生命体征及胎心、胎动情况。

2023 年 3 月 25 日 00:20，患者心率 155 次 / 分，呼吸 30 次 / 分，予以储氧面罩给氧。00:30 出现高热，体温 39.6 ℃，心率 160 次 / 分，呼吸 32 次 / 分，血压 90/55 mmHg，血氧饱和度 90%，此时胎心基线 200 次 / 分，变异及加速可。予以无创呼吸机辅助呼吸，物理降温等支持治疗；积极与患者及其家属沟通病情，权衡利弊后暂不终止妊娠。

2023 年 3 月 25 日 01:30，患者呼吸仍急促，予以床旁气管插管、有创呼吸机辅助呼吸、镇静、维持内环境稳定等治疗。

2023 年 3 月 25 日 02:20，患者体温 40.3 ℃，继续予以物理降温，行血气分析提示：pH 为 7.286，PO_2 为 76 mmHg，PCO_2 为 30.7 mmHg，HCO_3^- 为 14.6 mmol/L。继续维持内环境稳定治疗。

2023 年 3 月 25 日 04:00，患者心率 130 次 / 分，血压 97/50 mmHg，血氧饱和

度 97%。

2023 年 3 月 25 日复查血常规示：白细胞 21.86×10^9/L，中性粒细胞百分比 92.2%，血红蛋白 85 g/L，血小板 81×10^9/L，C 反应蛋白 178.95 mg/L，降钙素原 >100 ng/mL。在原治疗基础上予以输注 A 型 Rh 阳性红细胞悬液 3 U、新鲜冰冻血浆 400 mL。

2023 年 3 月 25 日 13:11，患者血培养报告阳性，涂片为革兰氏阴性杆菌。感染科会诊后建议继续予以碳青霉烯类抗生素抗感染治疗。同日药学部会诊后加用氢化可的松琥珀酸钠 200 mg 微量泵入抗炎，并继续补液、维持内环境稳定、营养支持等治疗。

入院后第二天起患者体温峰值下降，体温波动 36.8~37.2 ℃。复查血常规示：白细胞 25.59×10^9/L，中性粒细胞百分比 92.6%，血红蛋白 82 g/L，血小板 68×10^9/L，C 反应蛋白 218.15 mg/L，降钙素原 72.400 ng/mL。继续予以输注 A 型 Rh 阳性红细胞悬液 3 U、新鲜冰冻血浆 400 mL。患者病情逐渐稳定，拔除气管导管。继续补液、维持内环境稳定、营养支持等治疗。

入院后第四天血培养结果提示：大肠埃希菌阳性。复查血常规示：白细胞 12.40×10^9/L，中性粒细胞百分比 87.3%，血红蛋白 82 g/L，血小板 61×10^9/L，C 反应蛋白 46.01 mg/L，降钙素原 10.650 ng/mL。

入院后第五天转回产科继续治疗，根据血培养药敏结果予以静脉注射头孢他啶 1 g q8h 抗感染治疗，后反复多次复查血培养阴性。经感染治疗 12 天后患者于 2023 年 4 月 7 日好转出院。

出院后患者定期产检，后患者于孕 40^{+1} 周顺利经阴道分娩一男活婴，母婴平安出院。

【诊疗思路】

该患者入院前外院测体温 40.5 ℃，入院后体温 36.6 ℃，心率 109 次 / 分，呼吸 20 次 / 分，血压 74/42 mmHg。入院后体温虽正常，但心率、呼吸频率均快，合并低血压，发热原因尚不明确，结合患者血常规等检验结果初步诊断仍需考虑脓毒症感染性休克。在致病菌尚不明确的情况下，静脉使用抗生素抗感染治疗前应尽早完善血培养、尿培养，以免影响检验结果，后可根据培养及药敏结果调整抗感染治疗方案，改用明确敏感的抗生素。与此同时，及时经验性选用抗生素对症抗感染治疗，在此基础上积极寻找感染病灶、严密监测胎心、胎动，积极补液抗休克，维持内环境稳定。

结合患者临床症状、外院尿常规检验结果及入院后泌尿系彩超结果考虑泌尿系感染可能性大，仍不能排除胃肠道感染，待相关检验检查结果回示后进一步鉴别。

妊娠期脓毒症感染性休克病情危重，病情变化快，在严密监测胎心的基础上，需多学科联合诊治。在抗感染治疗期间，动态监测血常规、C反应蛋白、降钙素原等感染指标，评估抗感染治疗效果，足量、足疗程使用抗生素。除此之外，需要注意的是治疗期间需严密监护母胎情况。孕妇高热状态下，胎心增快，需充分评估是否存在胎儿窘迫可能，大多数情况下可通过改善母体氧供和循环实现宫内胎儿复苏，而非因为胎儿心律异常选择剖宫产[1]。需与患者及其家属充分沟通继续妊娠风险利弊，谨慎确定终止妊娠时机。

【知识拓展】

脓毒症的定义是脓毒症机体对感染失调性宿主反应引起的（危及生命）器官功能障碍，感染性休克是脓毒症的一种类型，伴有足以引起死亡率增加的持续循环和细胞代谢紊乱[2]。

妊娠期脓毒症/感染性休克终止妊娠的时机和方式包括：

（1）是否存在宫内感染；

（2）脓毒症的性质、来源和抗感染治疗是否有效；

（3）孕周和胎儿宫内状况；

（4）对于不同情况终止妊娠的相关注意事项。如果有母体发热、胎膜早破、近期宫内手术（如羊膜穿刺）、母体心动过速、胎儿心动过速、子宫压痛、阴道分泌物异味，则应怀疑存在宫内感染。如果明确已存在宫内感染，无论孕周如何，都要及时终止妊娠（引产或剖宫产）。若处于围存活期，应考虑使用糖皮质激素促胎肺成熟，但不能延误分娩时间。对于没有宫内感染而孕周较小的情况，建议积极治疗孕妇脓毒症以延长孕周，但是对极早产和足月孕妇而言，应首先考虑终止妊娠。孕妇患脓毒血症时应严密监测胎儿的健康状况（胎儿超声、胎心监护等）[3]。

【反思总结】

及时识别脓毒症。脓毒症可显著增加孕产妇并发症和死亡率。近年来美国的孕产妇脓毒症发生率为4/10000~10/10000，而英国近几年来约25%的孕产妇死亡是由脓毒症引起的[4]。妊娠期和产后随时可能发生脓毒症，同时由于妊娠期及产后的各种生理变化可能掩盖早期的脓毒症症状，起病较隐匿，往往因诊断不及时而延误治疗。

产科其他严重合并症与脓毒症感染性休克有着相似的临床症状，临床诊疗过程中应注意鉴别，如急性肺栓塞、羊水栓塞等。

严格掌握输血指征。脓毒症低血压的初期治疗是补液抗休克治疗。液体复苏是治疗过程中的关键步骤，可以提高循环容量、纠正低血压和改善组织灌注。推荐复苏的首选液体是等渗晶体液（通常为 0.9% 生理盐水、林格液等），如果有急性失血或严重贫血的情况，血液制品也可作为液体复苏的替代物。国际相关指南及 2019 年母胎医学会《妊娠和产褥期脓毒症管理指南》建议：

（1）血红蛋白 < 70 g/L，可考虑输血。

（2）血小板计数 < 10×10^9/L 且无明显出血倾向或血小板计数 < 20×10^9/L 且伴有出血高风险可考虑输注血小板 [3]。本病例在治疗过程中先后两次予以输注悬浮红细胞及新鲜冰冻血浆治疗，悬浮红细胞共 6 U 及新鲜冰冻血浆共 600 mL。患者无明显出血倾向，首次输注血红蛋白 85 g/L，血小板 81×10^9/L，无绝对输血指征。该患者虽治疗结局良好，但在治疗过程中可首选等渗晶体液。

综上，孕期脓毒症属于罕见的产科危急重症，妊娠期特殊的生理、解剖和免疫变化，增加了脓毒症的风险。患者系妊娠晚期，发病急，病情进展迅速，入院时即为休克状态，经积极予以内科治疗，包括呼吸循环支持、抗感染、维持内环境稳定等治疗后，休克状态得到初步复苏。在积极抗感染的同时给予糖皮质激素减少全身炎症反应。治疗期间应严密监测胎心、胎动，当病情进展危及母胎生命安全时，需立即终止妊娠。感染科医师、熟悉妊娠期生理变化的重症监护医师及产科医师等多学科医师协作可以改善预后。

【参考文献】

[1] 贺芳，陈敦金．产科感染性休克的诊治 [J]．中国实用妇科与产科杂志，2016, 32(12): 1185-1188.

[2] KUMAR G, KUMAR N, TANEJA A, et al. Nationwide trends of severe sepsis in the 21st century（2000—2007）[J]．Chest, 2011, 140(5): 1223-1231.

[3] 夏伟，周容．2019 年母胎医学会"妊娠和产褥期脓毒症管理指南"解读 [J]．实用妇产科杂志，2020, 36(1): 17-20.

[4] 程宁宁，樊尚荣．"2016 年脓毒症和感染性休克处理国际指南"解读 [J]．中华产科急救电子杂志，2017, 6(3): 180-187.

（鲁　杨　许洪梅　张　媛）

病例 5 妊娠合并单核细胞增生李斯特菌感染1例临床诊疗分析

【病史摘要】

患者唐某,女,22岁,G2P0,人工流产1次,因"停经34^{+4}周,自觉胎动消失2天"于2023年9月15日19:46急诊入院(乐山市人民医院,下同)。末次月经:2023年1月16日,经早孕彩超核实孕周准确,孕期定期产检,无特殊异常。

2天余患者自觉无明显胎动,不伴腹痛腹胀、阴道流血流液、发热等不适,于当地医院住院,予以"复方氯化钠静滴、地塞米松磷酸钠6 mg促胎肺成熟"治疗,反复行电子胎心监护无应激试验(Non-stress Test, NST)无反应型,建议患者转上级医院。

患者至我院急诊行胎儿彩超未见明显异常,以"胎儿窘迫?"收入住院。孕期精神、食欲、睡眠尚可,二便正常,体重增加约13 kg。

个人史、既往史、家族史:无特殊。

入院查体:体温36.6 ℃,脉搏93次/分,呼吸19次/分,血压100/69 mmHg。一般情况可。心肺查体阴性,腹部膨隆,质软,全腹无压痛及反跳痛。

产科专科检查:腹围90 cm,宫高28 cm,电子胎心监护NST无反应型(胎心基线约150次/分,基线平,无明显变异及加速减速),胎动消失。胎位:头位。腹部未扪及明显宫缩。消毒外阴后行阴道内检:先露头,胎头高浮,宫颈质中,居后,消退30%,宫口未开,未扪及条索状物及脐带血管搏动,无明显阴道流血、流液。

辅助检查:2023年9月15日急诊胎儿彩超示:晚孕,头位,宫内单活胎(胎儿双顶径为8.9 cm,股骨长6.4 cm;胎盘位于后壁,厚约3.3 cm,成熟度2级,羊水最大深度5.8 cm,S/D 2.9)。

入院诊断:①胎儿窘迫?② G2P0,34^{+4}周宫内孕头位单活胎。

【诊疗经过】

入院后完善相关检查,备血,考虑胎儿窘迫,与患者及家属沟通病情,同时积极行术前准备,急诊于当日全麻下行剖宫产术。术中见羊水Ⅲ度粪染,吸出大量羊水后,顺利以枕右前位(Right Occiput Anterior, ROA)娩出一活女婴,重2300 g,

Apgar 评分 9 分—9 分—9 分，新生儿转儿科监护室继续治疗。胎盘送常规病检，术后予静脉注射头孢呋辛 0.75 g q8h 抗感染，并予缩宫、补液等治疗。

入院检查血常规示：白细胞 19.00×10⁹/L，中性粒细胞百分比 75.4%，血红蛋白 113 g/L，红细胞比容 34.3%，血小板 197×10⁹/L。肝功示：总胆汁酸 10.5 μmol/L。余凝血、肾功、电解质、血脂等检查未见明显异常。

手术当天，患者返回病房精神欠佳，反复寒战发热，无咳嗽咳痰、腰痛、尿痛等不适，体温 37.6~38.9 ℃，心率 117~140 次 / 分，血氧饱和度、血压正常，急查降钙素原 0.098 ng/mL，B 型钠尿肽前体 642 pg/mL；血常规白细胞 12.88×10⁹/L，中性粒细胞百分比 85.8%，血红蛋白 98 g/L，超敏 C 反应蛋白 44.60 mg/L；电解质钾 3.37 mmol/L；心肌酶谱未见明显异常；完善血培养。感染科会诊更改抗生素为哌拉西林钠他唑巴坦钠 4.5 g q8h 静脉注射。

术后第 2 天，患者血培养报阳性：革兰氏阳性杆菌（+）。复查肝功及总胆汁酸正常，降钙素原 1.25 ng/mL。

术后第 3 天，患者诉中上腹疼痛，能忍受，查体：全腹软，中上腹散在深压痛、反跳痛。完善急诊腹部 CT 示：胆囊壁略显厚，胆囊未见确切阳性结石影；胰头形态稍显饱满，剖宫产术后，腹盆腔少许渗出，腹网膜稍增厚，盆腔少量积液；前腹壁切痕，皮下软组织肿胀并少量积气；产后子宫左侧生殖静脉密度稍显增高。扫及双侧胸腔少量积液，双下肺炎性条索。血淀粉酶、脂肪酶未见明显异常。手术当日血培养结果回示：单核细胞增生李斯特菌感染。

追问患者病史，患者自诉近期有食用冰箱内冷藏食物。感染科及药剂科会诊，更改抗生素为美罗培南 1 g q8h 静脉注射联合青霉素 160 万单位 q8h 静脉注射抗感染治疗，加用西咪替丁静滴护胃。因 CT 提示左侧生殖静脉密度稍显增高，血管外科及影像科会诊后考虑盆腔静脉淤血综合征，建议继续予依诺肝素 4000 IU qd 皮下注射预防血栓治疗。同时中医科会诊，考虑诊断"腹痛 – 瘀热互结"，予桂枝茯苓丸加减方，2 剂，tid 对症。

术后第 4 天，患者体温降至正常，自诉腹痛较前缓解，复查凝血检测示：凝血酶原时间 13.7 秒，纤维蛋白原 7.06 g/L，D- 二聚体 1.55 μg/mL；血常规示：白细胞 10.17×10⁹/L，血红蛋白 101 g/L，超敏 C 反应蛋白 118.17 mg/L；肝功示：白蛋白 23.9 g/L；肾功未见明显异常，考虑诊断"低蛋白血症"，输入白蛋白 20 g 纠正低蛋白血症，次日复查白蛋白 30.0 g/L。

术后第 6 天，患者体温正常 2 天后改用哌拉西林钠他唑巴坦钠 4.5 g q8h 静脉滴注抗感染治疗，尿培养结果未见明显异常，继续抗感染对症治疗。

术后第 13 天，患者复查血培养未见明显异常；胎盘病检示：重度绒毛膜羊膜炎。患者治愈出院。

出院诊断：①胎儿窘迫；②羊水Ⅲ度粪染；③败血症（单核细胞增生李斯特菌感染）；④重度绒毛膜羊膜炎；⑤产褥期低蛋白血症；⑥低钾血症；⑦盆腔静脉淤血综合征；⑧ G2P1，34^{+4} 周宫内孕头位剖宫产一活女婴，早产儿。

新生儿情况：患者之女生后 16 分钟儿科查体，体温 36.5 ℃，脉搏 140 次 / 分，呼吸 53 次 / 分，血压 63/30 mmHg；早产儿貌，反应欠佳，哭声欠佳，肢端及口唇发绀，予哌拉西林钠他唑巴坦钠抗感染。出生 2 天后血培养报阳性（李斯特菌可能），调整抗生素为美罗培南（0.046 g q12h 静脉滴注）+ 青霉素（23 万单位 q8h 静脉滴注），当天新生儿转入上级医院进一步治疗。检查发现李斯特菌脑膜炎，完善新生儿头颅 MRI 未见明显异常，共治疗 2 周后好转出院。术后 3 月电话随访新生儿情况尚可。

【诊疗思路】

该患者入院时因胎动消失 2 天、反复电子胎心监护 NST 无反应型，初步考虑胎儿窘迫，急诊行剖宫产术终止妊娠。术后常规给予头孢呋辛经验性预防抗感染治疗，但术后当天患者出现寒战、高热，体温波动在 37.3~38.9 ℃，及时行血培养，虽更改抗生素为哌拉西林钠他唑巴坦钠，但治疗效果不满意，体温仍高，此时尽早血培养尤为重要。术后第 3 天患者及新生儿血培养均提示单核细胞增生李斯特菌阳性，结合本例患者近期有食用冰箱内冷藏食物病史，诊断明确。产妇换用敏感抗菌药物（美罗培南 + 青霉素）继续抗感染治疗，术后第 4 天体温正常，术后第 6 天改用哌拉西林钠他唑巴坦钠降阶梯抗感染治疗，体温正常 4 天后再次送血培养，结果阴性，共用药 13 天，痊愈出院。

需要注意的是，患者术后出现不明原因腹痛症状，完善了腹部 CT、血淀粉酶，排除急性胰腺炎、腹膜炎等常见内外科疾病，由于非侵袭性发热性胃肠炎是李斯特菌感染的常见表现形式 [1]，并经抗感染治疗后症状好转，故李斯特菌感染可解释腹痛的原因。此外，围手术期应注意静脉血栓栓塞症（Venous Thromboembolism，VTE）的预防，该患者有 2 项 VTE 危险因素（急诊剖宫产，全身性感染），术后 24 小时即启用依诺肝素预防血栓，术后第 3 天 CT 提示左侧生殖静脉密度稍显增高，需警惕盆腔静脉血栓形成，后经血管外科及影像科会诊综合考虑盆腔静脉淤血综合征，继续予依诺肝素预防性治疗，产后仍需血管外科定期随诊。

【知识拓展】

单核细胞增生李斯特菌（*Listeria monocytogenes*，LM）为革兰氏阳性杆菌，兼性厌氧菌[2]，在自然界中广泛存在，由于 LM 可在低温中生长，所以多见于食用冰箱中受污染的食物，包括乳制品、肉制品、海鲜产品和蔬菜等。LM 是一种食源性病原菌，主要通过污染的食物进入人体内导致感染。老年人、孕妇、婴幼儿等免疫力低下的人群为易感人群。孕妇易感的原因是孕期孕激素水平升高，导致母亲细胞免疫能力下降[3]。孕妇患李斯特菌病的概率是一般人群的 16~18 倍[4]。孕妇感染时通常不会出现消化道症状，而是出现非特异性的感冒症状，并伴随有发热、肌痛、背痛、头痛等症状，同时也可能伴随有腹泻等其他胃肠功能障碍表现。孕晚期可以出现腹痛、胎心率降低、胎动减少、羊水胎粪污染等症状。孕产妇常治愈，然而胎儿和新生儿感染可能很严重，导致胎儿流产、早产、新生儿败血症、脑膜炎和死亡[5]。

孕妇食用 LM 污染的食物后，LM 可透过肠屏障，在肝和脾部位形成病灶，并在血管中扩散，在子宫和胎盘内定殖；因为胎盘存在免疫耐受机制，为 LM 的增殖提供了位点；来自胎盘中的细菌可不断释放到血液中，使得感染持续性扩大。LM 侵入胎盘后，可通过细胞间扩散的方式侵入胎儿的血液，造成胎儿流产、死胎、新生儿败血症等严重后果[6]。此外，LM 还可通过血脑屏障引起脑膜炎。

孕妇 LM 感染最初常无特征性表现，且无快速的诊断手段，临床早期诊断困难，容易漏诊和误诊。孕产妇感染 LM 的诊断标准主要基于孕产妇有高热、腹痛、腹泻、早产、流产、死产等临床表现，且有下列情形之一：

（1）标本（采集自无菌部位）中分离出单核细胞增生李斯特菌；

（2）标本（采集自非无菌部位，如宫颈等）中分离出单核细胞增生李斯特菌，同时胎盘有急性胎膜绒毛膜炎病理改变；

（3）新生儿出现急性李斯特菌败血症（出生 3 天内）[7]。

对怀疑 LM 感染的患者，治疗首选氨苄西林和阿莫西林。对已确诊 LM 感染的患者，建议每日氨苄西林 3~12 g，共 7~28 天，或直到分娩；对急性发热的患者，首日推荐氨苄西林 12 g，以后阿莫西林 1 g 每天 3 次，疗程 14~21 天；无发热者，阿莫西林 14 天；对于青霉素过敏的患者，甲氧苄氨嘧啶/磺胺甲噁唑是替代和首选的抗生素，其他还有美罗培南、万古霉素、红霉素等[4]。

可疑感染 LM 患者终止妊娠的时机，取决于患者感染的严重程度和胎儿宫内的情况，当感染原因不明的患者出现难以抑制的宫缩时，严重怀疑宫内感染，需尽快终止妊娠；如有胎儿存在宫内窘迫时，需立即终止妊娠。否则可在严密监测母儿情况下积极抗感染治疗。

预防孕产妇感染LM，可从以下几个方面进行宣教：

（1）勤洗手，厨房用具和冰箱要定期清洗消毒，定期清理冰箱内的食物。

（2）蔬菜及水果食用前应进行清洗，需要冷藏的也建议清洗后再放冰箱。生熟食物需要分开储存，食品加工使用的刀具、砧板和器皿等也要分开并及时清理干净。

（3）LM最惧怕高温，对食物进行热加工处理时温度达到70℃，持续超过2分钟可以杀灭。蔬菜和肉类应进行彻底加热熟透后食用。

（4）孕妇应避免食用高风险食物，如未经高温消毒的奶制品，半熟、烟熏或加工过的肉类产品（热狗、午餐肉、肉酱等），冷盘，腌菜等。

（5）建议冰箱冷藏温度在4℃及以下，尽快食用即食产品，所有熟食和易腐烂的食物应及时冷藏，但也不宜超过1周。

（6）不饮用不干净的水或未经煮沸的自来水；选择经过安全加工的食品。

【反思总结】

本案例中，孕产妇首先应当保持健康的饮食习惯，避免"病从口入"。当围生期有高危因素，如不明原因的发热、腹痛、腹泻、胎儿窘迫、胎膜早破、羊水粪染、早产等，应积极寻找原因，详细地询问病史，进行仔细的体格检查，多途径地辅助检查，比如取宫腔分泌物及新生儿外耳道分泌物送细菌培养与鉴定，胎盘组织送病理检查，以及血培养等。本例患者因首诊医生经验不足，术中未行宫腔分泌物培养检查，但好在术后患者出现发热、寒战等不适，及时行血培养等检查。

因单核细胞增生李斯特菌可通过胎盘感染胎儿，因此针对新生儿的治疗至关重要。新生儿转入儿科后，产科医师应将患者异常的体征和结果及时通知儿科医师，以便儿科医师有针对性地用药。

这种特殊细菌天然对头孢类抗生素不敏感，在无病原学结果时，产科医师常经验性使用头孢类抗生素治疗，不能完全覆盖该病原菌。病原学结果确诊后才调整为推荐用药，也是导致患者初期疗效不佳的重要原因。因此，在临床诊治过程中应结合病史，疑似LM感染时，无须等待病原学结果，根据情况果断选择能覆盖LM的抗生素，从而改善围生儿结局。

综上，孕期LM感染早期无症状或临床表现不典型，但对胎儿及新生儿危害很大，不良妊娠结局的发生率也很高。对于高危人群应加强LM感染相关知识的宣教，提高孕妇安全饮食的意识，减少围产期LM感染的发生。医师应详细询问病史，早期识别，全面留样病原学检查，根据药敏结果和疗效及时调整抗生素，做到早诊断、早治疗，以提高治愈率，改善不良妊娠结局。

【参考文献】

[1] OSEK J, WIECZOREK K. *Listeria monocytogenes*—How this pathogen uses its virulence mechanisms to infect the hosts[J]. Pathogens, 2022, 11(12): 1491.

[2] 林琳, 江庆萍, 杨中凤, 等. 妊娠相关李斯特菌病6例临床分析[J]. 中国实用妇科与产科杂志, 2022, 38(7): 743-747.

[3] 闫辉, 吴梦洁, 董庆利, 等. 单增李斯特菌胎盘感染的体内外模型研究进展[J]. 生物工程学报, 2023, 39(10): 3985-4003.

[4] CRAIG A M, DOTTERS-KATZ S, KULLER J A, et al. Listeriosis in pregnancy: A review[J]. Obstet Gynecol Surv, 2019, 74(6): 362-368.

[5] No authors listed. Committee opinion No. 614: Management of pregnant women with presumptive exposure to *Listeria monocytogenes* [J]. Obstetrics and gynecology, 2014, 124(6): 1241-1244.

[6] 吴梦洁, 董庆利, 鲁新新, 等. 单增李斯特菌感染胎盘相关毒力因子的研究进展[J]. 生物工程学报, 2022, 38(6): 2139-2152.

[7] 吕素玲, 何源, 周莹冰, 等. 食源性单增李斯特菌感染的检测与防控专家共识[J]. 中国卫生工程学, 2023, 22(3): 430-432.

（章乐霞　许洪梅　李隆华）

病例 6 妊娠合并肝衰竭 1 例临床诊疗分析

【病史摘要】

患者，女，32 岁，因"精神行为异常 1 天"于 2022 年 6 月 25 日入院。1 天前患者无明显诱因出现持续性精神行为异常，表现为胡言乱语、不能配合别人指令完成动作、算数能力下降、空间定位错乱，无抽搐、呕血、便血、腹胀、腹痛、畏寒、发热、头晕、头痛等不适，于当地医院完善相关检查诊断为"肝性脑病"，予以输液（具体不详）治疗后患者精神行为异常表现进行性加重、反应能力明显减退，遂急诊来我院（乐山市人民医院，下同），以"肝性脑病"收入消化内科。自发病以来患者精神异常、未进食，大便未解，小便正常，体重无明显变化。

既往史：患者自幼发现视力重度受损，智力轻度障碍；2021 年 1 月因"右侧卵巢成熟性囊性畸胎瘤"行右侧卵巢畸胎瘤剥除术，术后病检提示卵巢成熟性囊性畸胎瘤，余无特殊。

婚育史：20 岁结婚，配偶体健，夫妻关系一般，G2P1，既往顺产 1 子，体健，无阴道撕裂伤。

月经史：初潮 16 岁，4~5 天 /30 天，末次月经时间不详，既往经量正常，颜色正常，无痛经，经期欠规则，白带正常。

个人史及家族史：无特殊。

入院查体：体温 36.5 ℃，心率 90 次 / 分，呼吸 20 次 / 分，血压 129/77 mmHg。平车推入病房，谵妄，查体不合作，全身皮肤黏膜中至重度黄染，巩膜黄染，无出血点、蜘蛛痣及皮疹，结膜无充血水肿，双侧瞳孔等大等圆，直径约 4 mm，对光反射灵敏，颈软，无抵抗，腹部膨隆，软，全腹无压痛及反跳痛，脐下 3 指扪及子宫体，肝脾肋下未触及，移动性浊音阴性，生理反射存在，病理反射未引出。

辅助检查：2022 年 6 月 25 日急诊全腹部 + 胸部 + 颅脑 CT 平扫示：腹内见一胎儿，余未见确切异常。肝功能：丙氨酸氨基转移酶 574 U/L，天门冬氨酸氨基转移酶 914 U/L，总胆红素 344.4 μmol/L，直接胆红素 230.1 μmol/L，间接胆红素 114.3 μmol/L，血氨 117 μmol/L，C 反应蛋白 15.57 mg/L。血常规、肾功、电解质、淀粉酶、凝血功能未见明显异常。

入院诊断：①妊娠合并急性肝衰竭；②妊娠合并肝性脑病；③ G2P1L1，宫内中孕单活胎。

【诊疗经过】

患者入院后予以降氨、退黄、保肝（门冬氨酸鸟氨酸 10 g qd 静脉滴注，复方甘草酸苷 160 mg qd 静脉滴注）治疗。

2022 年 6 月 26 日 00:15 与患者及其家属沟通后转入重症监护室进一步治疗。当日 06:30 出现呼吸明显费力、呼吸形态异常、神志昏迷、极度躁动、复查血气分析提示严重低 CO_2、过度通气表现，立即予以床旁气管插管、呼吸机辅助呼吸、镇静、镇痛，经积极抢救，患者呼吸形态恢复正常，SpO_2 正常，患者全身皮肤巩膜明显黄染，痰量中等，为黄脓痰，严重肝功能不全合并凝血功能异常，病情极度危重，患方放弃保胎，予以血浆置换、继续护肝、降氨、维持水电解质平衡、营养支持、抗感染等治疗，并行右侧颈内静脉置管、床旁人工肝治疗、低分子肝素透析等治疗。

2022 年 6 月 28 日行多学科会诊讨论后予以联合恩替卡韦、替诺福韦酯抗病毒、升级抗生素为比阿培南抗感染、输血、输蛋白等对症治疗，两日后患者贫血、肝功能及凝血功能改善，在床旁超声引导下行利凡诺羊膜腔穿刺引产。

2022 年 7 月 1 日患者通过自主呼吸试验（Spontaneous Breathing Trial，SBT）后顺利拔除气管导管，此时患者共输入红细胞悬液 5 U，新鲜冰冻血浆 1200 mL。

2022 年 7 月 2 日 20:06 患者经阴道分娩一女死胎，胎儿娩出后阴道出血多，子宫收缩差，立即予以持续按摩子宫、静滴缩宫素 10 U 及肌注缩宫素 10 U、马来酸麦角新碱注射液 0.2 mg、卡前列素氨丁三醇 250 μg、益母草注射液 2 mL 促进子宫收缩，胎盘、胎膜自行娩出，检查胎盘娩出基本完整，胎膜不全，宫颈及软产道无撕伤，立即行产后清宫术，手术顺利，产时、产后共出血约 800 mL，予以加快静脉补液、急查血气分析等处理，产后检查患者子宫收缩好，阴道流血少，继续予输注悬浮红细胞 3 U 纠正贫血、输注新鲜冰冻血浆 450 mL 改善凝血功能，余继续予以收缩子宫及抗感染等对症支持治疗，密切观察产后出血情况等，病情稳定后转感染科继续治疗。

2022 年 7 月 22 日患者好转出院。

出院诊断：①妊娠合并重症肝炎；②妊娠合并急性肝衰竭；③妊娠合并肝性脑病；④妊娠合并慢性重度乙型病毒性肝炎；⑤妊娠合并细菌性肺炎；⑥妊娠合并低蛋白血症；⑦妊娠合并凝血功能异常；⑧产后出血；⑨ G2P2L1，宫内中孕引产一女死胎。

【诊疗思路】

患者入院前无明显诱因出现持续性精神行为异常,我院门诊完善相关检查后考虑为"急性肝衰竭、肝性脑病"收治入院,与患方沟通后无保胎意愿,遂积极予以保肝、降氨、维持水电解质平衡、营养支持、联合恩替卡韦、替诺福韦酯抗病毒、抗感染、输血等治疗,病情加重后予以床旁气管插管、呼吸机辅助呼吸、右侧颈内静脉置管、床旁人工肝治疗、低分子肝素透析等治疗,病情稳定后予以积极引产,后续病情好转遂出院。出院后继续口服恩替卡韦 1 粒 qd 抗病毒治疗,定期复查血常规、肝肾功、乙型肝炎病毒 DNA(HBV-DNA)、腹部彩超、甲胎蛋白等,密切随访中。

【知识拓展】

妊娠期肝功能损伤的病因很多,肝损伤的程度也不同。妊娠期肝衰竭是严重危及母胎生命的疾病之一。妊娠期出现肝脏疾患的发生率约为3%,全世界每年妊娠期肝衰竭发病率为 1/100 万 ~10/100 万[1]。妊娠期肝功能衰竭的原因有很多,不同国家病因也不同。在欧美国家主要由药物性肝损伤引起,在中东地区和亚洲国家主要由单纯疱疹病毒和戊型肝炎病毒引起,而我国肝衰竭的主要原因是病毒性肝炎,尤其是乙型肝炎病毒感染,此外,药物、肝毒性物质及妊娠期急性脂肪肝等也是常见病因。妊娠期肝衰竭有很高的孕产妇和胎儿病死率,及早识别妊娠期肝衰竭的病因,对指导治疗及判断预后具有重要价值[2]。

在备孕、孕期保健中,会遇到较多的病毒性肝炎感染者。对于肝炎病毒感染者,孕前需要评估其肝脏健康情况,积极完善肝功能、HBV-DNA、乙肝两对半检测以及肝脏纤维化检查,并联合消化内科进行全面评估,若已经存在肝功能损伤,应积极保肝治疗后再备孕,避免孕期肝功能损伤加重,指导患者在肝功能正常的情况下妊娠。对于已妊娠的感染者,妊娠早期首次就诊应积极全面检查肝病相关指标,按照规范进行治疗,多次评估妊娠风险,慎重决定是否继续妊娠。因病毒性肝炎是终身性疾病,放弃妊娠后无法确保下次妊娠的病情变化。研究表明,多数肝炎孕妇经过有效的治疗和规范的产检能够平稳地度过孕产期[3]。妊娠中、晚期感染肝炎的孕妇发生流产、早产、产后出血、胎儿窘迫、胎死宫内、死产、新生儿死亡及败血症的概率均高于正常孕妇,这可能与肝炎病毒对胎盘的感染引起胎盘绒毛血管病变有关[3]。因此妊娠中晚期需适当缩短产检间隔时间,积极予以抗炎、保肝,必要时抗病毒治疗,积极治疗后仍病情恶化者例外,应尽早终止妊娠,放宽剖宫产指征;在分娩期尽量缩短第二产程时间;因肝脏疾病会影响凝血功能,分娩后需积极使用缩宫止血药物,应用广谱对肝脏损害小的抗生素 [3]。

妊娠期肝衰竭导致孕产妇及胎儿病死率较高，因此当孕妇出现肝功能衰竭时应掌握终止妊娠时机：

（1）由妊娠期急性脂肪肝或 HELLP 综合征引起的肝衰竭，需尽早终止妊娠；

（2）由病毒性肝炎引起的肝衰竭，需要根据患者病情及孕周大小来决定终止妊娠时机。在妊娠早期：经内科治疗后积极行人工流产。妊娠中期：若已发生流产、死胎等，内科积极治疗改善凝血功能后引产；若无流产、死胎等，经内科积极治疗同时评估，病情好转可根据产科情况选择终止妊娠时机；病情恶化者应在短期治疗（1~2 天）改善凝血功能后引产。妊娠晚期：尽早终止妊娠。

肝衰竭患者产后出血的发生率高，不仅加重肝损害，而且可能直接导致患者死亡。如病情允许，建议术前积极纠正凝血功能障碍，完善相关会诊后进行手术 [4]。分娩可能会导致妊娠期肝衰竭患者病情急剧恶化，分娩前没有进行充分准备以及分娩过程中不恰当的处理都有可能导致病情恶化至不可逆转的局势，所以分娩前应积极改善凝血功能、纠正低蛋白血症、适时终止妊娠，并通过严密监测、及时对症支持治疗、积极防治并发症等综合措施，可增加救治成功率 [3]。

【反思总结】

妊娠期女性机体免疫力下降，容易感染病毒、细菌等，并且病毒更加容易复制，感染更加容易扩散，进而导致母胎损害。本病例患者既往未体检以及孕期未规范产检延误了诊治时机，入院时为急性肝衰竭早期，经过多学科会诊，及时予以保肝、降黄、维持水电解平衡、人工肝治疗、改善凝血功能、抗感染、抗病毒等治疗，待病情好转后积极引产，阻止了患者病情的进展。因此，在日常生活中，应对相关易感人群做好健康宣教，减少类似案例再次发生。

肝脏疾病与妊娠临床症状及体征存在相互影响的重要关系，妊娠相关性肝病是妊娠期肝损伤的最常见原因。若肝衰竭患者的 HBV-DNA 阳性，不论病毒载量的高低，均应立即口服抗病毒药物快速降低病毒的载量，以提高患者存活率。研究表明，妊娠可能是急性 HBV 感染后转化成慢性肝炎的一个危险因素。孕妇肝炎的发病率是非孕妇的 6 倍，而孕妇重症肝炎的发病率是非孕妇的 66 倍 [5]，因此孕期更应该全面评估肝脏的健康情况，重视肝功能、凝血功能及肝炎病毒载量的监测。本病例患者起病急，进展快，病情危重，提示产科医师应该重视孕前筛查及孕期妊娠妇女的产检，发现问题及时干预，早发现早治疗，同时也要掌握妊娠合并肝衰竭诊疗过程中的多学科协作，重视妊娠合并肝衰竭的筛查和监测，明确妊娠合并肝衰竭相关的诊疗原则以及终止妊娠时机。

【参考文献】

[1] 王志先，王仲敏，高艳霞，等．妊娠期肝衰竭病因研究进展 [J]．临床误诊误治，2019，32(7)：112-116．

[2] 张宝忠，周鹏志．妊娠期肝衰竭的病因研究进展 [J]．临床肝胆病杂志，2018，34(9)：2012-2016．

[3] 蒋佩茹，李笑天．妊娠合并病毒性肝炎的产科处理 [J]．实用妇产科杂志，2010，26(4)：246-249．

[4] 尹玉竹，周瑾．妊娠合并肝衰竭的产科处理 [J]．中华产科急救电子杂志，2014，3(3)：172-175．

[5] 伍桂香，庄小兰．妊娠合并重症肝炎 19 例临床分析 [J]．当代医学，2013，19(4)：74．

（蒲　玲　冯志萍　许洪梅）

病例 7 可逆性后部脑病综合征 1 例临床诊疗分析

【病史摘要】

患者，女，23 岁，因"停经 36 周 1 天，腹痛 1 天余，剖宫产术后 2 小时"于 2022 年 3 月 25 日入院。末次月经时间：2021 年 7 月 15 日，停经 6^{+5} 周彩超提示：宫内早孕；妇产科快筛三项均阴性，随后未再进行产检。平时无头晕、头痛、恶心、呕吐等不适。入院前 1 天（停经 36 周），患者无明显诱因感上腹痛，程度较轻，无恶心呕吐、腹泻等不适，自觉胎动如常，未就医。入院前 12 小时，患者感觉上腹痛逐渐加重，呈持续性疼痛，程度剧烈，伴面色苍白、大汗，无畏寒发热、恶心呕吐、头昏头痛不适。前往到当地医院就诊，监测血压 193/125 mmHg，予以急诊收治入院。患者随后出现恶心、呕吐，呕吐物为胃内容物，伴发双侧头痛、双眼视物模糊。11 小时前，患者突发抽搐，表现为四肢僵直、抽动、口吐白沫，伴意识障碍、呼之不应，无大小便失禁，考虑子痫，立即予以硫酸镁解痉、硝酸甘油降压、防舌咬伤等对症治疗，抽搐持续约数分钟后好转，急诊在全身麻醉下行剖宫产术，剖出一活男婴（Apgar 评分 7 分—8 分—8 分），手术顺利，术后救护车急诊转至我院（乐山市人民医院，下同）重症监护室。

既往史：否认高血压病史，余无特殊。

婚育史：适龄结婚，G2P2，既往 3 年余前顺产一子，现体健。

月经史：既往月经较规律，初潮 15 岁，经期 3~5 天，周期 30~35 天，末次月经 2021 年 7 月 15 日，经量正常，无痛经。

家族史：否认父母、同胞兄妹高血压病史。

查体：体温 36.5 ℃，脉搏 70 次 / 分，呼吸 20 次 / 分，血压 192/118 mmHg。神志昏迷，双侧瞳孔等大等圆，直径约为 3 mm，对光反射迟钝。两肺呼吸音粗，双下肺闻及少许湿啰音。心脏查体未见明显异常。腹部微隆，腹部伤口敷料清洁干燥，切口对合良好，无渗血渗液。腹软，脐下一指处扪及子宫底，移动性浊音阴性，肠鸣音正常。双下肢重度水肿。留置尿管一根，尿色黄。

辅助检查：2022 年 3 月 25 日急诊头胸部 CT 报告（图 7.1）双侧额颞顶枕叶、基底节区、左侧丘脑见大片稍低密度影，大部分病灶呈左右对称分布，可逆性后部脑病综合征？不除外合并其他可能。双侧胸腔少量积液，双肺炎症，以双下肺明显；轻度间质性肺水肿。

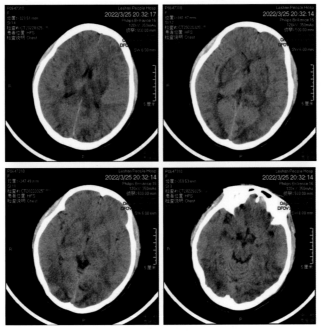

图 7.1　急诊头颅 CT

入院后完善相关检查。血气分析：pH 7.428，PO_2 103 mmHg，PCO_2 30.7 mmHg，Na^+ 140 mmol/L，K^+ 3.4 mmol/L，碱剩余 –3 mmol/L，HCO_3^- 20.3 mmol/L。血常规：血小板计数 82×10^9/L。生化全项：丙氨酸氨基转移酶 131 U/L，天冬氨酸氨基转移酶 274 U/L，肌酐 54 μmmol/L，乳酸脱氢酶 2045 U/L，肌酸激酶 231 U/L，总胆红素 44.5 μmmol/L，直接胆红素 17.7 μmmol/L，间接胆红素 26.8 μmmol/L，白蛋白 25.7 g/L。凝血功能：凝血酶时间 20.3 秒，凝血酶原时间 13.8 秒，纤维蛋白原降解产物 20.98 mg/L，D- 二聚体 6.29 mg/L。B 型钠尿肽前体（Pro–BNP）3088 ng/L，超敏肌钙蛋白 T 42.1 ng/L，降钙素原 1.070 ng/mL。

初步诊断：①子痫；②可逆性后部脑病综合征？③双肺肺炎；④剖宫产术后。

【诊疗经过】

入院后予以甘露醇注射液 20% 125 mL 静脉输液 q8h 脱水降颅压，注射用硝普钠 50 mg 持续微量泵入降压，注射用苯唑西林钠 2 g 静脉输液 q8h 抗感染，同时予以护胃、护肝、雾化祛痰对症治疗，予以输入同型红细胞悬液 3 U，分次输入人血白蛋白

40 g。主要生化指标如表 7.1 所示。

表 7.1　主要生化指标

日期	2022-03-25	2022-03-28	2022-03-31
白细胞总数（×10⁹/L）	11.36	11.03	10.5
血红蛋白（g/L）	106	90	108
血小板（×10⁹/L）	82	90	189
丙氨酸氨基转移酶（U/L）	131	46	33
天冬氨酸氨基转移酶（U/L）	274	32	21
白蛋白（g/L）	25.7	22.3	29.5
肌酐（μmol/L）	54	40	47
B 型钠尿肽前体（ng/L）	3088		288
超敏肌钙蛋白 T（ng/L）	42.1		
降钙素原（ng/mL）	1.07		0.12

　　经治疗，患者病情趋于平稳，血压波动在 120~140/80~95 mmHg，于 2022 年 3 月 28 日复查颅脑 CT 示：与 2022 年 3 月 25 日对比，颅内稍低密度影范围缩小，部分密度回升（图 7.2）。双侧胸腔积液较前增多，双下肺炎症较前增多，肺水肿较前

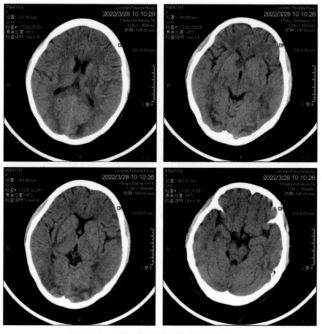

图 7.2　治疗后复查的头颅 CT

缓解。评估病情好转，遂于 2022 年 3 月 28 日转入产科，转科后予以口服硝苯地平片 10 mg tid 降压、依诺肝素钠注射液 4000 IU 皮下注射 qd 预防静脉血栓等对症治疗。患者意识清醒、血压控制平稳，于 2022 年 3 月 31 日好转出院。

分别于 2022 年 4 月、2023 年 12 月电话随访患者，不定期测血压正常，无头昏、头痛、视力异常等特殊不适。

【诊疗思路】

患者孕期产检意识差，整个孕期未正规产检，未监测血压等相关指标。孕晚期突发视物模糊、恶心呕吐，随后出现抽搐，在外院行急诊剖宫产术，术后急诊送入我院，测血压 192/118 mmHg，初步考虑子痫所致，然而子痫、可逆性后部脑病综合征均可表现为抽搐、视觉障碍、精神意识状态的改变，二者关系密切。患者急诊头颅 CT 报告双侧额颞顶枕叶、基底节区、左侧丘脑见大片稍低密度影，大部分病灶呈左右对称分布，提示可逆性后部脑病综合征可能。经积极治疗后，复查 CT 影像颅内稍低密度影范围缩小，部分密度回升。根据可逆性后部脑病综合征的诊断标准：①具有典型的临床表现 [1]，如头痛、抽搐、视觉障碍、精神状态改变等急性神经系统表现；②具有基础疾病的诱因如高血压、子痫前期、子痫、自身免疫疾病或恶性肿瘤使用免疫抑制剂、细胞毒性药物、化疗药物等；③典型的神经影像学表现，累及双侧大脑后部白质为主，尤其是顶枕叶，皮层及额叶、颞叶，部分累及双侧基底节区、丘脑、脑干以及小脑；④经过合理治疗，CT、MRI 所见病灶部分或完全吸收，临床症状得到改善。结合患者病史，故考虑诊断为可逆性后部脑病综合征。

【知识拓展】

可逆性后部脑病综合征（Posterior Reversible Encephalopathy Syndrome，PRES）是指一些特定的临床状态引起的、可逆的、脑皮层下、血管源性水肿，常合并各种急性神经症状，是一种比较少见（但不罕见）的临床综合征。好发于血压急剧波动（波动而不是单纯高压，基础血压低的患者发病时血压可正常）、肾衰竭、细胞毒性药物使用、子痫和子痫前期、器官移植术后免疫抑制、自身免疫性疾病等人群 [2]。其病理生理机制主要为急剧升高的血压超过了脑血流自身调节上限，导致脑高灌注，血脑屏障破坏，致血浆和大分子物质溢出到组织间隙，形成血管源性水肿和点片状出血。经积极对症治疗后，其病程可逆，通常预后良好。

可逆性后部脑病综合征临床表现为：头痛、恶心呕吐、抽搐、意识障碍和视力

障碍 [3]。头痛为脑水肿颅内压升高所致，伴有恶心、呕吐、视力障碍。抽搐可为部分性痫样发作、全身强直阵挛发作，多数患者可出现多次癫痫发作，癫痫发作后患者出现烦躁、易激惹、意识障碍等，少数患者发展为昏睡及昏迷 [4]。

可逆性后部脑病综合征典型 CT 和 MRI 表现为：典型可逆性后部脑病综合征病变主要位于后循环供血区，病灶分布白质多于灰质，呈大致对称性分布的异常密度及信号。常见受累部位 [5] 为是双侧枕顶叶、额叶，还可累及颞叶、深部白质、基底节、脑干、小脑、胼胝体等不典型部位。

鉴别诊断：上矢状窦栓塞、静脉性脑梗死等，磁共振静脉造影（Magnetic Resonance Venography，MRV）对鉴别有重要价值，上矢状窦血栓发生时，MRV 可以清楚地显示栓塞部位及范围，与可逆性后部脑病综合征较易鉴别。但当可逆性后部脑病综合征局限性累及颅内一些部位时，不易与颅内的占位性病变（如低级别胶质瘤）相鉴别，此时需要综合多种磁共振序列检查结果并结合病患的复查情况进行鉴别 [6]。

治疗：①癫痫发作时积极镇静、解痉高血压、终止痫性发作；②积极控制血压、脱水、降颅内压；③对症治疗，原有严重基础疾病应针对性积极治疗，如对子痫前期 / 子痫患者终止妊娠，使用细胞毒性药物的患者应停用或根据情况减量，病情缓解后再继续使用 [7]。

可逆性后部脑病综合征的预后较好，经过积极的治疗，患者的临床症状和影像改变通常可在几天或几周内完全恢复正常，但是如果得不到及时有效的治疗，患者的病情可能会加重导致永久性损害，出现癫痫、脑缺血性卒中、脑出血、颅内高压甚至死亡等。因此及时诊断和积极管理对监测和治疗可逆性后部脑病综合征至关重要 [8]。

【反思总结】

可逆性后部脑病综合征重在预防，避免血压急剧波动，或使用细胞毒性药物等，导致脑小血管自动调节功能失调。本例患者孕期未正规监测并控制血压，最终导致子痫、可逆性后部脑病综合征的发生。

迅速处置子痫，同时鉴别诊断可诱发抽搐、意识障碍的其他相关急症，如癫痫发作、心源性晕厥、急性脑血管病、脑梗死、脑出血。该患者及时手术终止妊娠，转院后积极完善头颅 CT 和（或）MRI，结合病史及影像学表现，做出可逆性后部脑病综合征诊断，入院后积极予以降压等对症治疗，最终预后良好。

可逆性后部脑病综合征临床上较少见，部分医务人员对该疾病认识不足，应加强对此类疾病的认知，临床处置此类患者时及时识别，正确进行医患沟通，并积极治疗原发病，如因应用某药物引起者，应至少在急性期停用该药物，高血压患者应注意控制血压，平稳降压，避免血压波动过大。

临床应加强该类患者出院后的宣教与随访，重视心理健康并关注远期并发症，建议于神经内科、康复科及心理精神科等长期随访。

综上，可逆性后部脑病综合征本质上是一种可逆性的血管源性水肿，影像学上常表现为双侧大脑半球后部白质对称性受损，伴急性神经系统症状，如头痛、视觉障碍、痫性发作、意识障碍和精神异常等。常见原因为高血压、子痫前期或子痫、肾衰竭、器官移植后或治疗肿瘤及自身免疫疾病时应用免疫抑制剂、细胞毒性药物等。本病如能尽早诊断并经积极对症治疗，通常可逆，包括影像学表现和临床症状，多数预后良好。如延误诊治，合并脑出血、脑梗死等影像学改变时，病灶不可逆，预后不良，严重者可致死亡。因此，临床医生应提高对本病的认识程度，通过详细地询问病史及体格检查、仔细判读影像学检查，以此做出正确的诊断，从而给予积极治疗，改善患者预后。

【参考文献】

[1] 张巧妮，路会侠 . 产前 HELLP 综合征并发可逆性后部白质脑病综合征一例 [J]. 国际妇产科学杂志，2022, 49(5): 597-600.

[2] 李洪远，胡为民 . 可逆性后部脑病综合征临床特点 [J]. 中华临床医师杂志（电子版），2016, 10(3): 331-337.

[3] TETSUKA S, OGAWA T. Posterior reversible encephalopathy syndrome: A review with emphasis on neuroimaging characteristics[J]. J Neurol Sci, 2019, 404: 72-79.

[4]Mishu MM. 剖宫产术后并发可逆性后部脑病综合征一例的病例分析报告 [D]. 扬州：扬州大学，2020.

[5] 许有英 . CT、MRI 在可逆性后部脑病综合征诊断中的应用分析 [J]. 现代医用影像学，2023, 32(7) :1321-1323.

[6] 牛衡，吴江，杨朝慧，等 . 非典型可逆性后部脑病综合征一例并相关文献学习 [J]. 磁共振成像，2019, 10(2): 150-152.

[7] 李娟，李富慧 . 60 例可逆性大脑后部脑病综合征患者的特征分析 [J]. 山西卫生健康职业学院学报，2023, 33(4): 47-49.

[8] 李熙 . 产科后部可逆性脑病综合征患者入住重症监护病房预测模型的构建 [D]. 广州：广州医科大学，2023.

（郑　霁　许洪梅　张惠林）

病例 8 产后溶血性尿毒症综合征 1 例临床诊疗分析

【病史摘要】

患者，女，29岁，因"停经 38^{+2} 周，发现血小板减少 3 月"于 2016 年 1 月 11 日入住我院（乐山市人民医院，下同）产科。患者 G1P0，孕期血小板波动于 51~83 g/L。

入院诊断：①孕 38^{+2} 周宫内头位单活胎待产；②妊娠合并血小板减少；③试管妊娠状态。

【诊疗经过】

入院后完善相关辅助检查。血常规示：血红蛋白 122 g/L，血小板 50×10^9/L。肝功示:丙氨酸氨基转移酶 62 U/L，天冬氨酸氨基转移酶 60 U/L，硫代巴比妥酸 4.0 mmol/L，尿素 7.37 mmol/L，尿酸 665 μmol/L。尿常规示：尿蛋白阴性，白细胞 +++。

与患者及其家属沟通后于 2016 年 1 月 16 日输注 A 型 Rh 阳性血小板 10 U，并于当日 12:10 行剖宫产术，术中给予缩宫素、卡前列素氨丁三醇预防产后出血，手术顺利，术后子宫收缩可，阴道流血少。

剖宫产术后 9 小时（22:00）患者血压升高，为 160/86 mmHg，无特殊不适，1.5 小时后复测血压 125/61 mmHg，予以暂观察。

2016 年 1 月 17 日 07:00，患者出现口渴、视力模糊、少尿、尿呈深褐色，血压 115/71 mmHg。血常规示：血红蛋白 64 g/L，血小板 19×10^9/L。尿常规示：尿蛋白 +++，隐血 +++，联系输血科予以备血。

2016 年 1 月 17 日 11:05，患者出现头晕、乏力、口干，血压波动 128~139/78~95 mmHg，无尿，予以适当补液、利尿等对症治疗。

2016 年 1 月 17 日 12:55，患者出现视力模糊，但其他情况逐渐好转。复测血压 130/88 mmHg，无尿量。肝肾功示：丙氨酸氨基转移酶 180 U/L，天冬氨酸氨基转移酶 343 U/L，总蛋白 42 g/L，血清白蛋白 22.5 g/L。尿素 14.91 mmol/L，肌酐 305.4 μmol/L，肌酐清除率 15.7 mL/min，尿酸 674 μmol/L，CO_2 15.9 mmol/L。电解质：

血钾浓度 6.72 mmol/L。血常规示：血红蛋白 62 g/L，血小板 20×10^9/L。予以输注 A 型 Rh 阳性悬浮红细胞 1.5 U，并予以纠正酸中毒及高钾血症。

2016 年 1 月 17 日 15:10，患者病情进一步恶化，无尿，血压波动（130~141）/（87~93）mmHg。与患者及其家属沟通后，将患者转至四川大学华西医院肾内科。于四川大学华西医院住院期间患者血压最高 150/100 mmHg，血红蛋白最低 37 g/L，

网织红细胞计数 0.1089×10^{12}/L，白细胞计数 22.6×10^9/L，血小板计数 18×10^9/L；直接 Coombs 试验结果为阴性，乳酸脱氢酶 3168 IU/L、血清肌酐 611 μmol/L，尿素 24 mmol/L；肾小球滤过率 8.86 mL/（min·1.73m²）；血清总蛋白最低为 36.8 g/L，白蛋白最低为 23.9 g/L；凝血酶原时间 65.5 秒，国际标准化比值 5.84，活化部分凝血活酶时间 90.6 秒，凝血酶原时间 30.5 秒，纤维蛋白原水平 1.03 g/L，抗凝血酶Ⅲ（ATⅢ）79.4%；纤维蛋白原降解产物 27.4 mg/L；D- 二聚体 15.98 mg/L。免疫球蛋白 G（IgG）5.05 g/L，促甲状腺激素 638 mg/L，补体成分 C3 0.376 g/L，补体成分 C4 0.107 g/L，触珠蛋白下降至 58.3 mg/L。Pro-BNP 水平为 35000 pg/mL。尿蛋白 3.0 g/L（+++）。经多学科会诊，给予间歇性血浆置换（5 次）和间歇性血液透析（4 次）联合治疗，同时予以输注悬浮红细胞 8 U、冰冻血浆 600 mL 及血小板 6 U 纠正贫血及升血小板治疗，同时给予禁食、持续微泵生长抑素、静脉注射糖皮质激素、静脉输注头孢哌酮钠 / 舒巴坦钠、奥美拉唑等联合治疗。

2016 年 2 月 18 日，患者好转出院，后每两周随访一次。

【诊疗思路】

患者分娩前血小板减少，但红蛋白和血清肌酐水平正常，入院予以输注血小板后行剖宫产术。术后 9 小时患者出现中枢神经系统症状及转氨酶升高、血压升高、尿呈深褐色，由尿量减少至无尿量，尿蛋白 +++，血小板计数和血红蛋白进行性下降，尿素氮、肌酐、胆红素水平异常。根据患者血小板计数进行性下降、溶血、急性肾功能衰竭等临床表现，考虑产后溶血性尿毒症综合征（Postpartum Hemolytic Uremic Syndrome，PHUS）诊断。本报告患者转院后接受了血浆置换与血液滤过等联合治疗，最终病情得到好转。

【知识拓展】

产后溶血性尿毒症综合征属于血栓性微血管病，系产后肾脏特别是肾小球中出现大量微血栓形成，引起急性肾衰竭，伴血小板减少及微血管病性贫血。1968 年首次报道，

估计每25000个新生儿中有1个发生[1]。产后溶血性尿毒症综合征多发生在正常分娩后，但Liu等报道了一例患者在人工流产后发生产后溶血性尿毒症综合征[2]。引起产后溶血性尿毒症综合征的原因复杂，发病机制多样，可能与感染、既往有避孕药使用史、分娩过程有应用缩宫素、麦角制剂、胎盘残留、孕期合并妊娠期高血压疾病等因素有关，最终导致广泛微血栓形成和微血管内皮细胞损伤[3]。

产后溶血性尿毒症综合征的主要临床表现是分娩前患者病情相对平稳，多数患者在分娩10周内出现临床症状。部分患者发病前可出现呕吐、腹泻等症状。大多数患者病情发展较为迅速，常先出现血压升高、水肿等表现后，迅速发生肾功能损害，并快速发展为急性肾功能衰竭。典型患者表现为少尿、无尿、血尿素氮、血尿酸、血肌酐升高和代谢性酸中毒等，必要时可行肾脏活体组织检查，可在肾小球血管内发现大量血栓形成，特别是肾小球毛细血管，肾小动脉也可出现微血栓形成，另可见内皮细胞增生，肾小管上皮细胞坏死。患者常合并溶血性贫血，主要表现为皮肤水肿，贫血貌，血常规提示血红蛋白骤降，外周血涂片可见较多形态不规则破碎红细胞。血小板减少也是产后溶血性尿毒症综合征的临床特征之一，常表现为全身多部位出血，血小板计数减少（$< 100 \times 10^9$/L）。部分患者合并中枢神经系统症状和多器官衰竭，如全身抽搐、癫痫、意识丧失、心衰等。

产后溶血性尿毒症综合征患者发病迅速，预后较差，部分患者因肾衰竭、心力衰竭，甚至多器官衰竭而死亡。部分患者因肾功能无法恢复，需长期血液透析维持生命，仅少数患者病情较轻，治疗较为及时，肾功能可完全恢复正常。所以尽早治疗是提升产后溶血性尿毒症综合征预后的关键。若发现急性肾功衰竭，应尽早使用血液透析和血浆置换。血浆置换通过去除患者全血中的血浆成分，清除血浆中的致病因子，同时向体内注入新鲜血浆。但此时血液中仍存在部分小分子有害物质，需联合血液透析来进一步治疗。血液透析可清除血液中小分子代谢废物及小分子毒素。因此血浆置换与血液透析联合使用，可清除血液内大、小分子毒素，快速治疗肾功能损害甚至肾衰竭。美国血浆置换协会指出溶血尿毒综合征（Heomlytic Uremic Syndrome，HUS）是血浆置换治疗的Ⅰ类适应证[4]。与此同时，抗凝、降压、纠正酸中毒、纠正贫血、激素冲击治疗、纠正电解质紊乱、抗感染、降压等综合对症治疗也应及时开启。

【反思总结】

产后溶血性尿毒症综合征是产后发生的一种罕见的、危及生命的疾病，由手术刺激、感染、严重的先兆子痫和胎盘早剥等潜在因素引起。产后溶血性尿毒症综合征的诊断较困难，需要识别临床症状，还需要在早期检测溶血性贫血、血小板减少症和急性肾功能衰竭的临床表现。本例患者分娩前血红蛋白和血清肌酐水平正常，但分娩前血小板计数低。产后1天，患者出现中枢神经系统症状及转氨酶升高、血压升高、尿呈深褐色，由尿量减少至无尿量，尿蛋白+++，血小板计数和血红蛋白进行性下降，尿素氮、肌酐、胆红素水平异常，病情发展迅速，早期诊断较为困难。

产后溶血性尿毒症综合征的早期诊断需要与典型性溶血尿毒综合征、HELLP综合征、血栓性血小板减少性紫癜（Thrombotic Thrombocytopenic Purpura，TTP）等疾病鉴别。这四种疾病均可以在妊娠期及产后发病，出现溶血性贫血、血小板减少以及肾功能损伤等症状。典型性溶血尿毒综合征多发生于婴幼儿，多数患者的首发症状为腹泻、腹痛，常为血性腹泻，在数日或数周后才出现肾衰竭、溶血性贫血等症状。典型性溶血尿毒综合征是由大肠杆菌分泌志贺毒素引起腹泻，所以典型性溶血尿毒综合征的确诊除临床症状外还可结合粪便常规及粪便培养，甚至进一步明确粪便中毒素[5]。而本例患者无腹痛腹泻等消化道症状，故鉴别。HELLP综合征为妊娠期高血压的并发症，主要表现为右上腹疼痛、恶心呕吐、转氨酶升高、溶血、血小板减少等症状，少数患者出现蛋白尿、肾功能损害等表现。HELLP综合征目前发病机制尚不明确，但在终止妊娠后患者病情可得到缓解。本例患者分娩前无高血压病史，产后血压增高，产后病情加重，以肾损伤、溶血为突出表现，血小板计数和血红蛋白进行性下降，与HELLP症状不符合。血栓性血小板减少性紫癜临床症状主要表现为发热、贫血、血小板减少引起的出血、神经系统改变、肾功能损害等五联征或三联征[6]。本例患者无发热、皮肤黏膜未出现瘀斑瘀点、紫癜等临床表现，故鉴别。

早期联合血浆置换和血液透析是成功治疗产后溶血性尿毒症综合征的关键，可提高84%的生存率[7]，而及早诊断并把握抢救时间将大大降低产后溶血性尿毒症综合征的死亡率和晚期并发症，提高患者的生存率。本例患者转院后接受了血浆置换与血液透析联合治疗，最终病情得到改善，进一步说明一旦症状确诊，血浆置换与血液透析联合治疗仍是治疗产后溶血性尿毒症综合征的优先选择。

产后溶血性尿毒症综合征患者的预后较差，长期随访中只有约10%的患者肾功能可恢复正常，45%的患者在再次妊娠时会再次发生产后溶血性尿毒症综合征，其中有超过1/3患者死于再发的产后溶血性尿毒症综合征[8]。因此产后溶血性尿毒症综合征患者也需肾内科长期随访及治疗，再次妊娠时，产科医师也须警惕和及时鉴别并治疗。

综上，产后溶血性尿毒症综合征是一种产科罕见的严重并发症，其特征是产后短时间内发生多器官衰竭，特别是急性微血管病溶血性贫血、血小板减少、急性肾功能衰竭，产科医师应及时识别产后溶血性尿毒症综合征发生的可能性，尽早启动血浆置换或者血液透析，同时可使用激素冲击、降压、抗感染、纠正贫血等联合对症治疗，尽可能提高患者预后。

【参考文献】

[1] NORIS M, REMUZZI G. Disease of the month: Hemolytic uremic syndrome[J]. J Am Soc Nephrol, 2005, 16: 1035-1050.

[2] LIU J J, GUO R M, YU M Z. Continuous blood purification treatment of hemolytic uremic syndrome developed after abortion: one case reported[J]. J Hebei Unit Univ (Health Sci), 2012, 14: 692.

[3] ALLFORD S L, HUNT B J, ROSE P, et al. Guidelines on the diagnosis and management of the thrombotic microangiopathic haemolytic anaemias[J]. Brit J of Haematol 2003, 120(4): 556-573.

[4] LOZANO M, RIVERO A, CID J. Plasma exchange activity in the European Union[J]. Transfus Apher Sci, 2019, 58(3): 278-280.

[5] HIRIART Y, PARDO R, BUKATA L, et al. Development of a product anti-Shiga toxin for prevention of the hemolytic uremic syndrome[J]. Medicina(B Aires), 2018, 78(2): 107-112.

[6] 杨成民, 刘进, 赵桐茂. 中华输血学 [M]. 北京: 人民卫生出版社, 2017.

[7] MICHAEL M, ELLIOTT E J, CRAING J C. Interventions for hemolytic uremic syndrome and thrombotic thrombocytopenic purpura: a systematic review of randomized controlled trials[J]. Am J Kidney Dis, 2009, 53: 259-272.

[8] VESELY S K, LI X, MCMINN J R, et al. Pregnancy outcomes after recovery from thrombotic thrombocytopenic purpura-hemolytic uremic syndrome[J]. Transfusion, 2004, 44(8): 1149-1158.

（闵爱萍　刘颖燕）

病例 9　双胎妊娠合并 HELLP 综合征 1 例临床诊疗分析

【病史摘要】

患者，女，30 岁，因"推算孕周 35^{+3} 周，入院待产"入院。行胚胎移植前检查发现甲状腺功能减退（具体时间不详），到内分泌科就诊后予以"左甲状腺激素片 50 μg qd 口服"治疗，后期未规律复查甲功，持续原剂量口服药物。

2023 年 2 月 20 日，患者于外院移植 5 日冻胚 2 枚，据此推算末次月经 2023 年 2 月 1 日，预产期 2023 年 11 月 8 日。

孕 7^{+3} 周患者建档产检（乐山市人民医院）。

孕 12^{+1} 周患者行胎儿 NT 彩超检查提示：宫内双活胎，A 胎估测孕周约 12 周 5 天，B 胎估测孕周约 12 周 4 天，胎儿大小与胚胎移植推算孕周基本相符。

孕 22 周患者因"彩超发现宫颈管缩短 3 小时"于我院住院治疗，入院后彩超检查提示：孕妇宫颈内口呈"U"形，闭合宫颈管长约 0.7 cm，予以"地塞米松 6 mg q12h 肌肉注射"促胎肺成熟，"硫酸镁负荷剂量 4.0 g，静脉滴注 30 分钟滴完，然后 1 g/h 静脉注射，硝苯地平片 10 mg q8h 口服，地屈孕酮片 10 mg q8h 口服"等保胎对症治疗，完善术前准备，与患者及家属沟通后行"子宫内口缝合术 + 子宫颈环扎术"，术后予以"头孢呋辛 0.5 g q8h 静脉滴注"预防感染，"间苯三酚 200 mg qd 静脉滴注"抑制宫缩等治疗后好转出院。

孕 26^{+1} 周患者检查发现泌乳素 > 200 ng/mL，到内分泌科就诊，予以"甲磺酸溴隐亭片 2.5 mg qd 口服"对症治疗。患者到神经外科进一步就诊，行脑部 MRI 检查发现：垂体瘤增大（垂体高径 8.8 mm，鞍区偏左可见一大小约 1.0 mm × 0.7 mm 的异常信号结节），嘱患者继续用药，定期复查。孕期查血型 O 型，Rh（D）阳性。心电图结果正常。无创 DNA 筛查低风险。患者腹部超声提示：肝内高回声结节。胎儿心脏彩超提示：F1 双心室灶状强回声，F2 目前心脏未见明显异常，建议患者行产前诊断，患者未遵医嘱。患者心脏彩超、胎儿Ⅲ级超声、口服葡萄糖耐量试验均无明显异常。

孕 31 周患者查肝功提示：丙氨酸氨基转移酶 92 U/L，天冬氨酸氨基转移酶 75 U/L，总胆汁酸 3.6 μmol/L，伴皮肤瘙痒，予以"熊去氧胆酸胶囊 250 mg tid 口服"治疗，后期复查肝功最高丙氨酸氨基转移酶 54 U/L，天冬氨酸氨基转移酶 61 U/L，总胆汁酸 9.9 μmol/L，皮肤瘙痒逐渐好转。同日查血常规提示：血小板 40×10^9/L，予以"醋酸泼尼松片 5 mg qd 口服"，后期复查血小板最低为 36×10^9/L。

孕 35^{+3} 周，患者无特殊不适，于门诊产检，建议住院治疗，门诊以"妊娠期肝内胆汁淤积症，妊娠合并血小板减少，双绒毛膜双羊膜囊双胎妊娠"收入住院。

既往史：10 年余前患者于外院行"阑尾切除术"。2 年余前患者于外院行"腹腔镜下输卵管粘连分离术"。2 年余前患者检查发现"蝶鞍偏左垂体瘤"，予以"甲磺酸溴隐亭片 5 mg bid 口服"治疗。8 月余前患者于外院行"宫腔镜下子宫内膜息肉切除术"。

婚育史：29 岁结婚，配偶身体良好，夫妻关系和睦，G1P0。

入院查体：体温 36.5 ℃，心率 74 次/分，呼吸 20 次/分，血压 143/78 mmHg。心肺查体无明显异常，腹部膨隆，下腹部无压痛及反跳痛。

产科专科检查：腹围 117 cm，宫高 39 cm，胎心 152/148 bpm，胎动可，胎位双头位，骨盆外测量未查及明显异常。

【诊疗经过】

入院后积极完善相关检查。肝功示：丙氨酸氨基转移酶 95 U/L，天冬氨酸氨基转移酶 94 U/L，总蛋白 51.4 g/L，白蛋白 27.9 g/L，总胆汁酸 16.7 μmol/L。血常规示：血红蛋白浓度 102 g/L，血小板 65×10^9/L。甲状腺功能示：总 T4 172.9 nmol/L，促甲状腺激素 12.449 mIU/L。乳酸脱氢酶测定（血清）：乳酸脱氢酶 279 U/L。免疫功能六项：免疫球蛋白 G 732.0 mg/dL，补体 C4 12.2 mg/dL，C 反应蛋白 10.1 mg/L。自身抗体谱十六项均为阴性。请血液科会诊后，依据会诊意见给予泼尼松 20 mg qd 口服升血小板。请内分泌科会诊后，建议甲状腺彩超检查，1 月后复查甲功七项。

入院当日根据患者检查结果诊断：① HELLP 综合征；②重度子痫前期；③妊娠期肝内胆汁淤积症（重度）；④妊娠合并垂体瘤；⑤一胎儿双心室灶状强回声；⑥宫颈机能不全；⑦子宫颈环扎术后；⑧双绒毛膜双羊膜囊双胎妊娠；⑨妊娠合并甲状腺功能减退；⑩妊娠合并低蛋白血症；⑪妊娠合并轻度贫血；⑫试管婴儿妊娠状态；⑬ G1P0，35^{+3} 周孕宫内双头位双活胎待产。

与患者及其家属充分沟通病情建议入院当日及时剖宫产终止妊娠，患者及家属慎重考虑后决定次日剖宫产。遂于次日在椎管内麻醉下行"子宫下段剖宫产+肠粘连松解术+宫颈环扎线拆除术"，术中刺破胎膜 1，羊水清亮，吸出中量羊水后，顺利以 ROA 位娩出一活女婴，无脐带绕颈，重 2280 g，Apgar 评分 9 分—9 分—9 分。刺破胎膜 2，羊水清亮，吸出中量羊水后，顺利以 LOA 位娩出一活男婴，无脐带绕颈，重 2470 g，Apgar 评分 9 分—9 分—9 分，新生儿转儿科监护治疗，见部分肠管、网膜与子宫后壁及左侧壁致密粘连完全覆盖左侧子宫角，双附件未见明显异常。术后予头孢唑林钠 1 g q8h 静脉滴注预防感染、缩宫素 10 U qd 静脉滴注收缩子宫、硫酸镁 1 g/h 微泵注射解痉、盐酸拉贝洛尔片 150 mg q6h 口服降压等治疗，观察腹部伤口愈合、阴道流血及血压波动情况等。术后监测血压波动于 122~158/58~80 mmHg。

术后第 1 天查肝功能提示：丙氨酸氨基转移酶 137 U/L，天冬氨酸氨基转移酶 149 U/L，总蛋白 46.7 g/L，白蛋白 24.5 g/L，予以输注人血白蛋白 60 g/L 纠正低蛋白血症。血常规：血红蛋白 91 g/L，红细胞比容 27.9%，血小板 60×10^9/L，平均血小板体积 15.6 fL，调整醋酸泼尼松片 15 mg qd 口服治疗。

术后第 3 天复查肝功：丙氨酸氨基转移酶 134 U/L，天冬氨酸氨基转移酶 147 U/L，总蛋白 49.8 g/L，白蛋白 28 g/L。血常规：血红蛋白 86 g/L，红细胞比容 27.7%，血小板 72×10^9/L。乳酸脱氢酶测定（血清）：乳酸脱氢酶 308 U/L。患者胎盘病检结果回示：成熟双绒毛膜双羊膜囊双胎胎盘组织伴梗死；中度绒毛膜羊膜炎。

修正诊断：①HELLP 综合征；②重度子痫前期；③妊娠期肝内胆汁淤积症（重度）；④妊娠合并甲状腺功能减退；⑤妊娠合并低蛋白血症；⑥妊娠合并宫颈机能不全；⑦妊娠合并垂体瘤；⑧一胎儿双心室灶状强回声；⑨妊娠合并子宫颈环扎后；⑩双绒毛膜双羊膜囊双胎妊娠；⑪产褥期贫血；⑫试管婴儿；⑬腹腔积液；⑭肠粘连；⑮中度绒毛膜羊膜炎；⑯G1P1L2，35^{+4} 周孕双头位剖宫产一活女婴一活男婴；⑰早产儿。

【诊疗思路】

患者孕期未监测到血压升高，仅入院时测得血压 143/78 mmHg。孕 31 周查肝功提示：丙氨酸氨基转移酶 92 U/L，天冬氨酸氨基转移酶 75 U/L，总胆汁酸 3.6 μmol/L，伴皮肤瘙痒，予以"熊去氧胆酸胶囊 250 mg tid 口服"治疗，后期复查肝功最高丙氨酸氨基转移酶 54 U/L，天冬氨酸氨基转移酶 61 U/L，总胆汁酸 9.9 μmol/L，皮肤瘙痒逐渐好转。同日查血常规提示：血小板 40×10^9/L，予以"醋酸泼尼松片 5 mg 口服 qd"，后期复查血小板最低为 36×10^9/L。患者为双绒毛膜双羊膜囊双胎妊娠，因此入院初步诊断考虑为重度子痫前期，妊娠期肝内胆汁淤积症（重度），妊娠合并血小板减少。在入院当日完善相关辅助检查后，肝功示：丙氨酸氨基转移酶 95 U/L，天冬氨酸氨基转移酶 94 U/L，总蛋白 51.4 g/L，白蛋白 27.9 g/L，总胆汁酸 16.7 μmol/L。血常规示：血红蛋白 102 g/L，血小板 65×10^9/L。乳酸脱氢酶测定（血清）：乳酸脱氢酶 279 U/L。根据中华医学会妇产科学分会妊娠期高血压疾病学组 2020 年制订的妊娠期高血压疾病诊治指南[1]，考虑该患者存在 HELLP 综合征，因 HELLP 综合征不建议继续期待治疗，故入院当日即建议患者及家属及时行剖宫产终止妊娠，但患方因个人因素要求次日行剖宫产术，故于次日行子宫下段剖宫产。术后预防感染、促宫缩、解痉、降压治疗，检查血常规、肝功等情况，患者恢复良好出院。

【知识拓展】

HELLP 综合征（Hemolysis，Elevated Liver Function and Low Platelet Count Syndrome，HELLP Syndrome）是妊娠期高血压疾病的严重并发症，可以发生在无血压升高、血压升高不明显，或者没有蛋白尿的情况下，可以发生在子痫前期临床症状出现之前，也可以发生在抗磷脂综合征的病例[1]。关于 HELLP 综合征的发病机制，目前的研究认为在肝脏形成微血栓，损伤肝脏功能的是胎盘 – 肝轴的炎症反应，即胎盘因子和血管活性物质导致炎症状态增强和肝脏内皮损伤，其中包含了血管内皮生长因子（Vascular Endothelial Growth Factor，VEGF）、可溶性内切酶（Soluble Endoglin，sENG）、半乳糖凝集素（Galectin-1，Gal-1）、内皮素 -1（Endothelin-1，ET-1）、血管生成素 -2（Angiopoietin-2，Ang-2）、不对称二甲基精氨酸（Asymmetric Dimethylarginine，ADMA）等的改变，表现为促炎因子浓度增加而抗炎因子浓度降低[2-4]。此外，子宫 – 胎盘单位的母体免疫反应，补体调节系统的失调也参与到疾病的发生中[5]。在遗传学研究方面提示 HELLP 综合征的一种可能致病机制是多基因变异、母体因素及环境因素的综合作用[6]。HELLP 综合征可导致严重的母儿并发症，母体并发症如肝包膜下血肿、肝破裂、弥散性血管内凝血、急性肾功能衰竭、大量输血、心肌缺血或心肌病。HELLP 综合征最严重的并发症是肝破裂，发病率约 1%，产妇死亡率高达 50%，胎儿死亡率为 60%~70%。据报道，妊娠 18 周至产后三天之间的肝破裂主要影响到右肝叶的前上部[7]。胎儿并发症如宫内生长受限，特别是妊娠 28 周前发病。慢性胎盘功能不全导致胎儿宫内缺氧及胎死宫内等[4]。

构成 HELLP 综合征首字母缩写的溶血、肝酶升高和血小板减少症的分析参数出现异常即可确诊[8]。目前有不同的诊断标准，最广泛使用的是美国田纳西州分类中 Sibai 所描述的标准[9, 10]：

（1）H（溶血）：代表微血管病理性溶血性贫血，反映内皮功能障碍，小血管内膜受损。这种贫血表现为血红蛋白减少、外周血裂片红细胞、触珠蛋白减少和血清乳酸脱氢酶（LDH）升高，最后一个参数最常用作溶血的诊断标准。

（2）EL（肝酶升高）：代表肝脏酶的病理性增加，反映了肝损伤的存在。目前用于建立诊断的分界点仍存在争议。美国妇产科学院（American College of Obstetricians and Gynecologists，ACOG）建议以正常上限的两倍作为分界点，从而避免因实验室之间的分界点不同而造成混乱。

（3）LP（血小板减少）：代表血小板减少，这是由于其消耗量的增加，血小板被激活并附着在受损的内皮细胞上，从而导致血小板替换增加，血小板少于 100×10^9/L 通常被用作诊断标准。此外，还有 ACOG 诊断标准及美国密西西比州分类，如表 9.1 所示。

表 9.1　HELLP 综合征不同诊断标准及实验参数

	LDH	ALT/AST	血小板
Tennessee 标准	≥600 UI/L	≥70 UI/L	$< 100 \times 10^9$/L
ACOG 标准	≥600 UI/L	＞2 倍上限值	$< 100 \times 10^9$/L
Mississippi 分级			
第 I 类	＞600 UI/L	≥70 UI/L	$\leq 50 \times 10^9$/L
第 II 类	＞600 UI/L	≥70 UI/L	50×10^9/L$< y \leq 100 \times 10^9$/L
第 III 类	＞600 UI/L	≥40 UI/L	100×10^9/L$< y \leq 150 \times 10^9$/L

注：y 表示测得血小板数值。

【反思总结】

据文献报道，HELLP 综合征发生在 0.2%~0.8% 的妊娠病例中，其中 70%~80% 的病例与子痫前期（Pre-eclampsia，PE）共存[4]。但高达 20% 的 HELLP 综合征患者没有高血压，5%~15% 的患者没有或只有少量的蛋白尿，15% 的患者既没有高血压也没有明显的蛋白尿[8]。本例患者孕期产检未监测到血压升高，并不能表示患者血压没有异常，因此在发现肝功异常时，应同时注意加强血压监测，以区分肝功异常是否由于妊娠期肝内胆汁淤积症或子痫前期导致。本例患者血小板降低严重，并且口服醋酸泼尼松片升血小板效果欠佳，在既往的研究中这些妊娠期血小板减少的患者患 HELLP 综合征的风险比血小板计数正常的孕妇高 7.4 倍[8]。在临床中这些妊娠期并发症可单独存在，尤其是患者未出现 HELLP 综合征典型表现时容易忽略，所以在诊疗过程中思考范围应当全面。

在出现 HELLP 综合征相应症状时还需与血液系统疾病如血小板减少性紫癜鉴别，

因此需注意患者既往有无出血史，既往检查是否存在血小板异常，必要时请血液内科协助诊治。此外，妊娠期急性脂肪肝也会存在肝功能异常及血小板减少等问题，但患者可同时有恶心、呕吐、上腹不适、黄疸、肝性脑病等症状，需结合实验室及彩超检查进行鉴别。最后，免疫性疾病如抗磷脂综合征及系统性红斑狼疮也可同时合并存在，因此患者入院后完善了免疫系统相关检查，暂未发现异常。

本例患者为双胎妊娠，并且合并甲状腺功能减退和垂体瘤，双胎妊娠妇女患高血压疾病的风险是单胎妊娠妇女的 2~4 倍，尤其是严重的妊娠期高血压疾病，并且有更高的不良新生儿结局发生率[11]。患者在患有甲状腺功能减退和垂体瘤这两种并发症时会进一步增加妊娠期高血压疾病发病风险[12,13]。陆艳[14]的回顾性研究发现初产、高龄、孕前高体重指数、辅助生殖、高血压家族史均是双胎妊娠妇女并发妊娠期高血压疾病的危险因素。HELLP 综合征常常是妊娠期高血压疾病的进一步加重，因此需重视双胎妊娠妇女妊娠期高血压疾病的管理，即使暂未检测到血压升高，患者若有类似 HELLP 综合征表现，也不能忽视该疾病的发生。在妊娠期高血压疾病中有严重器官损害的重度子痫前期患者可能会出现头痛、视物模糊、上腹疼痛、痉挛、血小板减少、胎儿生长受限、胎盘早剥等，HELLP 综合征除了合并以上症状，还会增加弥散性血管内凝血风险（Disseminated Intravascular Coagulation，DIC）[1, 15]，因此在治疗上尽管妊娠期高血压疾病及 HELLP 综合征最终的选择都是终止妊娠，但在此之前如何让母体及胎儿保持稳定仍十分重要。国际妊娠高血压研究学会（International Society for the Study of Hypertension in Pregnancy，ISSHP）建议将 HELLP 综合征作为子痫前期的全面治疗，因为它是一种严重的形式，而不是一种独立的疾病[16]。因此，目前推荐采用阿司匹林口服及钙剂的补充以用于预防子痫前期[1]，同时对于高危孕妇增加门诊随访次数或者采用家庭血压监测以早期识别妊娠期高血压疾病对于减少 HELLP 综合征的发生是有效的。近几年来国内外大量研究致力于单胎妊娠期高血压疾病的预测，对于双胎妊娠在该疾病上的危险因素研究甚少，因此在这一方面还需增加相关研究以帮助双胎妊娠妇女减少不良妊娠结局的发生。

综上，HELLP 综合征是妊娠期高血压疾病的进一步加重形式，且双胎妊娠妇女比单胎妊娠妇女更容易罹患高血压疾病，因此在临床上需进一步加强双胎妊娠妇女的孕期管理。同时 HELLP 综合征也可能发生在血压正常、尿蛋白阴性的患者中，此时容易将这一疾病分开诊断，所以在临床诊疗工作中需做到仔细甄别，对于血小板呈下降趋势及肝酶异常的患者，需加强实验室指标及血压监测，根据孕妇及胎儿情况选择终止妊娠时机，以减少严重的母儿并发症。

【参考文献】

[1] 中华医学会妇产科学分会妊娠期高血压疾病学组. 妊娠期高血压疾病诊治指南（2020）[J]. 中华妇产科杂志, 2020, 55(4): 227-238.

[2] PACIENZA N, POZNER R G, BIANCO G A, et al. The immunoregulatory glycan-binding protein galectin-1 triggers human platelet activation[J]. FASEB J, 2008, 22(4): 1113-1123.

[3] SIROEN M P, TEERLINK T, BOLTE A C, et al. No compensatory upregulation of placental dimethylarginine dimethylaminohydrolase activity in preeclampsia[J]. Gynecol Obstet Invest, 2006, 62(1): 7-13.

[4] PETCA A, MIRON B C, PACU I, et al. HELLP syndrome-holistic insight into pathophysiology[J]. Medicina(Kaunas), 2022, 58(2): 326.

[5] GARDIKIOTI A, VENOU T M, GAVRIILAKI E, et al. Molecular advances in preeclampsia and HELLP syndrome[J]. Int J Mol Sci, 2022, 23(7): 3851.

[6] JATAVAN P, TONGSONG T, TRAISRISILP K. Fetal Beckwith-Wiedemann syndrome associated with abnormal quad test, placental mesenchymal dysplasia and HELLP syndrome[J]. BMJ Case Rep, 2021,14(6): e243415.

[7] MAGANN E F, MARTIN J N JR. Twelve steps to optimal management of HELLP syndrome[J]. Clin Obstet Gynecol, 1999, 42(3): 532-550.

[8] ADORNO M, MAHER-GRIFFITHS C, GRUSH ABADIE H R. HELLP syndrome[J]. Crit Care Nurs Clin North Am, 2022, 34(3): 277-288.

[9] ARIGITA LASTRA M, MARTÍNEZ FERNÁNDEZ G S. Síndrome HELLP: controversias y pronóstico [HELLP syndrome: controversies and prognosis][J]. Hipertens Riesgo Vasc, 2020, 37(4): 147-151.

[10] STOJANOVSKA V, ZENCLUSSEN A C. Innate and adaptive immune responses in HELLP syndrome[J]. Front Immunol, 2020, 11: 667.

[11] AVIRAM A, BERGER H, ABDULAZIZ K E, et al. Outcomes associated with hypertensive disorders of pregnancy in twin compared with singleton gestations[J]. Obstet Gynecol, 2021, 138(3): 449-458.

[12]《孕产期甲状腺疾病防治管理指南》编撰委员会, 中华医学会内分泌学分会, 中华预防医学会妇女保健分会. 孕产期甲状腺疾病防治管理指南 [J]. 中华内分泌代谢

杂志 , 2022, 38(7): 539-551.

[13] 冉晨曦 , 沈如飞 , 廖明钰 , 等 . 垂体瘤孕妇的诊治与围分娩期管理 [J]. 中华妇幼临床医学杂志（电子版）, 2023,19(4): 487-491.

[14] 陆艳 . 探讨双胎妊娠并发妊娠期高血压疾病的高危因素 [J]. 中国优生与遗传杂志 , 2018, 26(6): 70-71, 129.

[15] ALESE M O, MOODLEY J, NAICKER T. Preeclampsia and HELLP syndrome, the role of the liver[J]. J Matern Fetal Neonatal Med, 2021, 34(1): 117-123.

[16] MAGEE L A, SMITH G N, BLOCH C, et al. Guideline No. 426: hypertensive disorders of pregnancy: diagnosis, prediction, prevention, and management[J]. J Obstet Gynaecol Can, 2022, 44(5): 547-571.

（杨　锐　许洪梅　曾亚敏）

第二篇
妇科临床疑难病例分析

病例 10　复发卵巢 Sertoli-Leydig 细胞瘤 1 例临床诊疗分析

【病史摘要】

患者，女，38 岁，因"输卵管高级别浆液性腺癌外院不全术后化疗后复发，术后 8 周期化疗后二次复发 2 周期化疗后 1 月余"于 2021 年 8 月首次入院。患者 2013 年 10 月 21 日因"停经 3 月，检查发现盆腔肿物 10 天"在外院行"经腹右侧输卵管切除 + 左侧卵巢肿物剥除术 + 肠粘连松解术"，术后病理诊断示：①（右输卵管）癌，倾向高级别浆液性腺癌；②（左卵巢）低级别浆液性腺癌，部分区域高级别。

患者因有强烈生育要求而拒绝补充手术，术后予紫杉醇 + 顺铂方案化疗 9 周期，2014 年 6 月 27 日化疗结束，疗效评价为完全缓解（Complete Response，CR）。

2015 年 6 月复查发现盆腔肿物，于 2015 年 6 月 25 日在外院行"经腹全子宫切除术 + 右侧卵巢切除术 + 左侧附件切除术 + 大网膜切除术 + 阑尾切除术 + 盆腔淋巴结清扫术 + 腹主动脉旁淋巴结取样术 + 小肠病损切除术 + 肠吻合术"，术后病检示：左右卵巢、大网膜及肠管浆膜和肌壁均查见高级别浆液腺癌，结合病史及免疫组化结果，考虑为右输卵管癌累及上述组织及器官；癌未累及阑尾、子宫、左右盆侧壁手术切缘和所切肠管两端手术切缘；癌未转移至所送各组淋巴结，宫颈、宫内膜未见癌累及。免疫组化示：ER（++）、PR（+++）、WT-1（++）、CK7（+++）、P53（+）、NapsinA（散在 +）、CD15（-）、CK20（-）、Ki67（阳性率约 50%）。

术后予紫杉醇 + 顺铂方案化疗 8 周期，2016 年 1 月 19 日化疗结束，疗效评价为完全缓解，后定期随诊。

2021 年 5 月复查彩超再次发现盆腔肿物，CA125 156.10 U/mL，进一步行全身 PET-CT 示：盆腔右侧见团块状软组织密度占位（3.7 cm×3.6 cm×3.7 cm），FDG 代谢异常活跃，贴右侧盆壁走行，考虑肿瘤转移所致。

于 2021 年 6 月 10 日、2021 年 7 月 2 日外院行 2 周期化疗：紫杉醇（白蛋白结合型）+ 卡铂。

2021 年 7 月 22 日查 CA125 129.50 U/mL，遂入院进一步治疗。

婚育史：初潮 14 岁，（3~7）天 /（1~6）个月，月经量较少，颜色正常，无明显痛经史。未婚，G0P0。患者于初次手术治疗及化疗后仍存在月经不规律，于2014年曾因"闭经"使用黄体酮治疗后月经来潮，否认促排卵等其他用药史。

妇科专科检查:外阴阴性，阴道畅，黏膜光滑，断端愈合良好，未见明显新生物;三合诊示盆腔偏右侧可扪及一长径约4 cm质硬包块，固定，活动度差。

【诊疗经过】

入院后完善相关检查。

2021年8月9日，人附睾蛋白4（Human Epididymis Protein-4，HE4）36.76 pmol/L，血清CA125 94.87 U/mL。

2021年8月11日，全腹MRI平扫+增强示:盆腔右侧软组织肿块（大小约4.2 cm×4.0 cm），与邻近乙状结肠及盆壁分界不清，考虑肿瘤。病理会诊结果示:（右侧输卵管、左侧卵巢）低分化癌，建议完善消化道检查，并行免疫组化辅助分型。但患者拒绝行胃镜、肠镜检查。

排除禁忌后，于2021年8月12日—2021年10月10日行二次复发后的第3~5周期化疗，方案为多柔比星脂质体+卡铂+贝伐珠单抗。

2021年8月20日，病理会诊订正报告（第二次报告）:（右侧输卵管、左侧卵巢）肿瘤，鉴别诊断包括低分化癌，幼年型颗粒细胞瘤，中肾管囊肿。建议借患者历次所有切片会诊以进一步明确。肿瘤细胞免疫表型:①-1:ER（灶区+），P53（野生型），PAX-8（-），CK7（-），CK20（-），P16（-），PR（-），Ki67（+，约30%），WT1（+），CEA多克隆（-），HNF-1β（-），Napsin A（-），Brg-1（SMARCA4）（+），CDX-2（-）。②-8:P53（异质性表达>90%+），Ki67（+，约2%），WT1（+），TTF-1（-），CD10（个别+），CR（+），Inhibin-α（-），CD99（-），SF1（类固醇相关因子）（+），Ckpan（AE1/AE3）（+）。特殊染色:-1、-8 AB-PAS（-）。

2021年9月10日，CA125 60.17 U/mL。

2021年10月8日，CA125 46.93 U/mL。

2021年11月12日，CA125 65.15 U/mL。全腹MRI平扫+增强示:盆腔右侧软组织肿块（大小约4.1 cm×4.0 cm，图10.1），与邻近乙状结肠及盆壁分界不清。患者二次复发5周期化疗后疗效评价为:疾病稳定（Stable Disease，SD），经MDT讨论，患者为铂敏感复发，无进展生存期（Progression Free Survival，PFS）5年余，ECOG评分0分，初次肿瘤细胞减灭术后无残留，此次复查影像学未见明显腹水，AGO评分阳性;综合评估，患者有再次肿瘤细胞减灭术的手术指征，且达到满意减瘤水

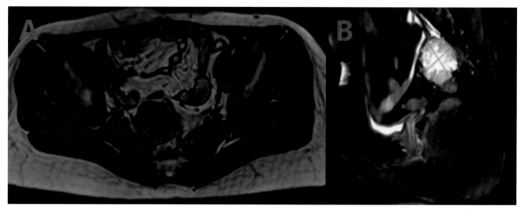

A. T1WI 呈稍低信号；B. T2WI 呈稍高及高信号

图 10.1　盆腔软组织肿块 MRI 特征

平的概率较大。

经充分沟通并排除禁忌，于 2021 年 11 月 19 日在全麻下行"经腹再次肿瘤细胞减灭术（盆腔病灶切除术 + 乙状结肠肠段切除及转移病灶切除术）+ 乙状结肠 – 直肠端端吻合 + 盆腔粘连松解术"。术中见：盆腔充血水肿，小肠与腹前壁及膀胱广泛致密粘连致腹腔盆腔封闭，分离肠管与腹前壁、膀胱粘连后见骶骨前方有一肿物，大小约 5.0 cm×5.0 cm，质硬，固定，侵及部分乙状结肠，并与盆底及周围组织致密粘连，部分小肠之间致密粘连，盆腹腔腹膜、膈肌表面、肝脏表面及其他各肠管表面未见明显种植灶，在胃肠外科协助下达到无肉眼残留病灶。

2021 年 11 月 29 日，行术后第 1 周期化疗，方案为多柔比星脂质体 + 卡铂。

2021 年 11 月 30 日，术后病理诊断报告：①盆腔肿瘤恶性肿瘤，伴间质广泛黏液，结合病史，不除外低分化癌伴治疗后改变，鉴别诊断包括性索间质肿瘤及间叶源性肿瘤，待免疫组化协助诊断；②远断端、近断端、乙状结肠肠段未见肿瘤累及。

2021 年 12 月 3 日，外院切片会诊补充报告（第三次报告）：2013 年 10 月 21 日手术蜡块 3 个、2015 年 6 月 25 日手术 HE 切片（B15–06742）36 张提示恶性性索间质肿瘤。结合历次形态学及免疫组化结果，符合中分化 Sertoli–Leydig 细胞瘤。

2021 年 12 月 3 日，二次肿瘤细胞减灭术术后标本补充报告（第二次报告）：盆腔肿瘤恶性肿瘤，性索间质肿瘤。结合历次形态学及免疫组化结果，符合中分化 Sertoli–Leydig 细胞瘤。肿瘤细胞免疫表型：Ckpan（AE1/AE3）（+），CK7（个别 +），CK20（–），PAX–8（–），CR（+），Inhibin–α（个别 +），SF1（类固醇相关因子）（–），S100（少量 +），Brachyury（–），FOXL2（–），Brg–1（SMARCA4）（+），INI–1（+），

WT1（+），Desmin（+），Ki67（+，约15%），CgA（-），Syn（±）。HE染色如图10.2所示。结合患者此次术后病理标本，与病理科详细沟通，追问患者既往病史，患者于初次手术前存在月经稀发、多毛（主要表现为双下肢小腿毛发浓密），再结合患者初次肿瘤细胞减灭术术后病理切片，结合免疫组化，更改诊断为：中分化Sertoli-Leydig细胞瘤。

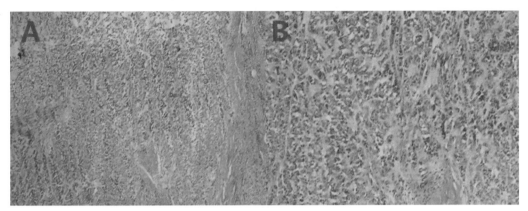

A. HE染色，×100；B. HE染色，×200

图10.2　再次肿瘤细胞减灭术切除盆腔肿瘤HE染色图片

该患者于2021年12月至2022年3月已完成3周期TC方案化疗，结合患者治疗意愿及病史，同期加用贝伐珠单抗，复查肿瘤标志物均在正常值范围。

2022年2月23日，复查MRI平扫+增强示：未见异常。专科查体见阴道残端光滑，盆腔未扪及明显结节包块。目前预后良好，随访中。

【诊疗思路】

该患者入院初步诊断输卵管高级别浆液性腺癌二次复发2周期化疗后。患者2013年初次手术时为不全手术，仅行"右输卵管切除+左卵巢肿物剥除术"，术后病理示输卵管高级别浆液性腺癌，因有强烈生育要求，拒绝行再次手术，术后补充9周期化疗。1年后出现复发，行肿瘤细胞减灭术+化疗。5年余后二次复发，病灶位于盆腔，院外行2周期化疗，因疗效不佳入院进一步诊治，考虑患者为铂敏感复发治疗后，更换方案化疗3周期后，复查全腹MRI，盆腔肿块无明显变化，疗效评价为SD。经MDT讨论后行再次肿瘤细胞减灭术，最终术后病理结合既往病史，更改诊断为中分化Sertoli-Leydig细胞瘤，初诊时患者29岁，虽历经两次复发，但已存活8年余。

【知识拓展】

卵巢 Sertoli-Leydig 细胞瘤（Sertoli-Leydig Cell Tumor，SLCT）是一种少见的性索间质肿瘤（Sex Cord-mesenchymal Tumor，SCST），由支持细胞和间质细胞组成，仅占所有原发性卵巢肿瘤的 0.2%[1]。卵巢 Sertoli-Leydig 细胞瘤可发生于任何年龄段的女性，但 40 岁以下多见。卵巢 Sertoli-Leydig 细胞瘤多发生于单侧卵巢，仅 1.5% 为双侧发病[1]。临床上，卵巢 Sertoli-Leydig 细胞瘤的症状和体征主要与内分泌异常有关，是最常见的致男性化肿瘤，有 33%~38% 的患者有雄激素过多症的表现，如多毛、声音低哑、痤疮、脱发、喉结增大、声调低沉、阴蒂肥大等一系列男性化体征[2]。也有部分患者表现为雌激素过高的体征，如性早熟、功能失调性子宫出血、绝经后阴道流血等。有文献报道，年轻女性更常见雄激素过多症的表现，而老年女性更常见雌激素过高的表现[3]。由于卵巢 Sertoli-Leydig 细胞瘤发病隐匿，且为罕见病例，故术前诊断困难，主要诊断依据是男性化表现和盆腔包块，病理诊断仍是金标准。目前关于该病的相关文献报道较少，多为临床个案报道。

有文献报道，MRI 影像学提示以下形态学征象可协助诊断[4]：①囊性为主肿块，实性成分呈沿囊壁或分隔生长的宽基底实质区；②实性肿块，T2WI 呈低或稍高信号，可伴囊变区且囊壁显著强化。在病理学上，Sertoli-Leydig 细胞瘤主要是依靠其组织形态学进行诊断，大体观察肿瘤多呈实性或囊实性，边界清楚，包膜完整，切面呈灰白或灰黄色，偶呈囊性，出血、坏死常见，诊断疑难时可借助免疫组化进行鉴别。在肿瘤中出现 Leydig 细胞簇是诊断 Sertoli-Leydig 细胞瘤的重要线索，同时可联合应用 α- 抑制素、上皮细胞膜抗原（EMA）、CK7、CD99 等免疫标记鉴别诊断。α- 抑制素在大部分 Sertoli-Leydig 细胞瘤中呈阳性表达，EMA、CK7 多为阴性，CD99 在 Sertoli-Leydig 细胞瘤中表达不稳定。低分化 Sertoli-Leydig 细胞瘤中，性索样结构及 Leydig 细胞通常很难找到，α- 抑制素和 Calretinin 是鉴别诊断中最有意义的免疫组化标记，但分化太差可呈阴性[5]。值得注意的是，Sertoli-Leydig 细胞瘤中的性索样分化（即粒层细胞和支持细胞）成分可以表达上皮性标记。此外，近期有文献报道 SF-1（类固醇相关因子）在卵巢性索间质肿瘤中表达率可达 100.00%，可在鉴别诊断中发挥一定作用。由此可见，临床联合病理对 Sertoli-Leydig 细胞瘤的诊断尤其重要，MRI 影像特征可协助诊断。

对于初诊为卵巢 Sertoli-Leydig 细胞瘤患者，手术为主要的治疗方法[6]。有保留生育功能意愿、病灶局限于单侧卵巢者，可行保留生育功能的全面分期手术；大网膜切除和腹膜多点活组织病理学检查可使约 30.00% 患者的分期更全面，并可能影响预后[7]。对于临床分期为 FIGO Ⅰ期低危患者（无肿瘤破裂、分化程度高），术后可仅观察；对于 FIGO Ⅰ期高危患者（肿瘤破裂、分化程度差）或 FIGO Ⅰ期中危患者（含有各种异质成分的），术后可观察或行以铂类为基础的化疗；对于 FIGO Ⅱ～Ⅳ期患者，建议术后行以铂类为基础的化疗或者对局限性病灶进行放疗。Sigismondi 等[8]研究结果显示，高期别的 Sertoli-Leydig 细胞瘤患者术后接受辅助化疗对预后有益，并且以铂类为基础的化疗是有效的。

对于性索间质肿瘤，目前相关指南推荐一线化疗方案为 TC 方案（紫杉醇 + 卡铂），如效果不佳，根据推荐可选择二线化疗方案（多西他赛、紫杉醇、紫杉醇 + 异环磷酰胺、长春花碱 + 达卡巴嗪 + 环磷酰胺等），必要时可加用激素治疗（芳香化酶抑制剂等）及靶向药物（贝伐珠单抗）。因本例患者为二次复发，既往多次使用 TC 方案化疗，若后续治疗效果不佳抑或复发，可以考虑更换 BEP 或 EP 方案化疗，该患者既往病理切片肿瘤细胞免疫表型提示 ER（灶区 +）、PR（−），如后续出现疾病进展或复发，亦可尝试使用激素治疗，必要时可加靶向药物治疗，如贝伐珠单抗。此外，也可尝试进行靶向放射治疗[8]。

Sertoli-Leydig 细胞瘤是一组由分化程度不等的性索样细胞、性腺间质成分及其各种黄素化细胞单一或混合构成的肿瘤。卵巢胚胎发育的复杂性决定了卵巢性索间质肿瘤的多向分化，因此分类也比较复杂。根据世界卫生组织（World Health Organization，WHO）卵巢肿瘤组织病理学分类[9]，将 Sertoli-Leydig 细胞瘤分为高分化、中分化、低分化和网状型 4 种类型，后三类可伴异源性成分，以中分化最多见。高分化和低分化（伴 / 不伴异源性成分）分别为良性和恶性肿瘤，中分化和网状型（伴 / 不伴异源性成分）为交界性或无法确定生物学行为的一类肿瘤。卵巢 Sertoli-Leydig 细胞瘤的预后与肿瘤分化程度和分期密切相关。文献报道，肿瘤超过 15 cm、肿瘤细胞分化差、核分裂相多见、网状成分多者预后较差[6, 10]。就分化程度而言，分化好的卵巢 Sertoli-Leydig 细胞瘤多为良性，5 年生存率为 100.00%；而中分化和分化不良者肿瘤恶变可能性分别为 11.00% 和 59.00%，5 年生存率约为 80.00%[11]。就分期而言，早期患者的预后要明显优于晚期患者。Zhang 等[12]对 376 例 Sertoli-Leydig 细胞瘤患者进行研究，其中Ⅰ期、Ⅱ期患者 5 年生存率约为 95.00%，Ⅲ期、Ⅳ期患者 5 年生存率约为 59.00%。就复发风险而言，Ⅰ A 期患者的复发率为 7.00%，Ⅰ C 期的复发率约为 30.00%，晚期（Ⅱ期至Ⅳ期）的预后较差，复发率为 73.70%，复发病例的死亡率为 78.60%[13]。除此之外，患者年龄、肿瘤有无残留、术后辅助治疗等因素也对患者的预后有一定影响[5]。

【反思总结】

传统的诊疗思维模式可能延误治疗。患者入院初诊时，系输卵管高级别浆液性腺癌二次复发化疗后，影像学提示盆腔右侧软组织肿块，CA125升高，此次复发化疗后监测CA125有所下降，但肿瘤无明显缩小，尽管入院后外院病理切片存在疑问，按照疾病诊疗原则，很容易固定模式地考虑为患者对既往化疗方案耐药，而非首先去否定既往的病理诊断。当病理科医师已提出诊断疑难，应及时与病理科及患者沟通，必要时行多学科会诊。

对既往病史中临床病史采集的忽略，也在一定程度上影响了该病的确诊。患者初次入院时，并未对2013年初次手术前的月经史及内分泌相关体征（小腿多毛体征、月经稀少史）给予过多的追问，遂未能及时给病理科医生提供临床相关的病史资料以支持病理诊断的修正。妇科肿瘤医师遇到疑难、少见、病理类型特殊的病例，应重视临床病史的追问及采集的重要性。

卵巢Sertoli-Leydig细胞瘤的发病率较低，形态学谱系变化多样，一直是妇科肿瘤的难点。本例病例有三点值得思考：①病例形态不典型，需要借阅以往手术的所有切片，寻找诊断的蛛丝马迹。本例大部分区域为低分化实性区域，少数区域显示网状结构，给诊断带来极大挑战。本例之所以能修正诊断，得益于获得了患者第二次手术的根治性标本，于36张切片中的1张寻找到了典型的Leydig细胞区域（图10.3），从而修正诊断为卵巢Sertoli-Leydig细胞瘤，并通过与临床沟通，获取到患者于第一次手术前可能由于激素改变导致的男性化体征这一重要佐证。②既往诊断的干扰。本例既往在外院明确诊断为高级别浆液性癌，因此，临床认为肿瘤复发系耐药所致，故而在会诊切片时，并未嘱患者会诊所有历次手术切片。病理科首次在仅有的一张病理会诊切片基础上，结合外院的免疫组化结果考虑低分化癌，并建议完善病史行免疫组化分型。在没有得到更多切片信息的情况下，依靠有限的免疫组化结果，提出鉴别诊断，并建议会诊历次切片。这表明病理科已经对既往诊断存疑。同时，第一时间联系临床主管医师，了解到患者当年（30岁的年龄）诊断高级别浆液性癌，且治疗中出现反常的临床进程特点，提示临床警惕性索间质肿瘤可能，建议临床会诊历次手术切片和追问相关病史及体征。但是，经过长时间等待后，病理科才获得历次会诊切片，这给第二次会诊带来了巨大挑战。③诊断中需要多学科协作和准确细致的病史采集。在第三次会诊患者历次手术切片后，病理锁定最终诊断为Sertoli-Leydig细胞瘤后，嘱临床重点询问患者是否出现男性化体征（多毛、原发性闭经等症状），终于在重点突出的询问中采集到阳性体征，反向验证了病理

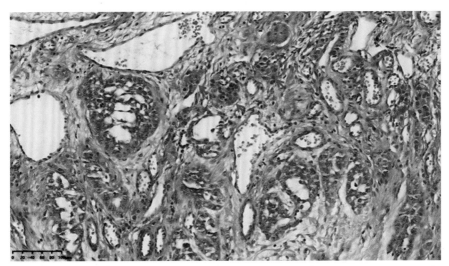

注：蓝色箭头代表 Sertoli 细胞区域（分化较差的腺样结构）；红色箭头代表 Leydig 细胞区域

图 10.3　既往手术标本病理切片中典型的 Leydig 细胞区域（HE 染色，×200）

修正诊断的正确。

在实际临床工作中，对罕见病例卵巢 Sertoli-Leydig 细胞瘤的诊治需要多学科的协作。在对患者的诊疗过程中一直保持多学科协作的诊疗模式，二次肿瘤细胞减灭术更是多学科协作使得手术顺利达到 R0，术后修正了既往诊断，从而给患者制订了规范的治疗方案，使患者获得了良好的预后。

综上，卵巢 Sertoli-Leydig 细胞瘤是一种少见的 Sertoli-Leydig 细胞瘤，在临床工作中容易被忽略，此病多发于年轻女性，发现时多为早期，但术前诊断较困难，重视患者的内分泌相关体征和症状及影像学特征有助于早期识别此病，另结合术后肿瘤大体标本及形态学特征，必要时行相关免疫组化辅助可鉴别诊断。该病例提醒妇科肿瘤医师应该重视诊疗过程中的每一个环节及细节，稍有疏忽即可能造成漏诊、误诊。另外，MDT 合作诊疗可以保证高质量的诊治建议和治疗计划，避免误诊误治，使患者受益最大化。

【参考文献】

[1] DURMUŞ Y, KILIÇ Ç, ÇAKIR C. Sertoli-Leydig cell tumor of the ovary: analysis of a single institution database and review of the literature[J]. J Obstet Gynaecol Res, 2019, 45(7): 1311-1318.

[2] KURMAN R J, CARCANGIU M L, HERRINGTON C S, et al. WHO classification of tumors of female reproductive organs[M]. Lyon: International Agency of Research on Cancer, 2014.

[3] ZHANG H Y, ZHU J E, HUANG W, et al. Clinicopathologic features ofovarian Sertoli-Leydig cell tumors[J]. Int J Clin Exp Pathol, 2014, 7(10): 6956-6964.

[4] 蒋杰, 李海明, 强金伟, 等. 卵巢支持 - 间质细胞瘤的 MRI 表现及与病理对照 [J]. 中国医学计算机成像杂志, 2016, 22(3): 237-242.

[5] 史景丽, 郭丽娜, 郎景和. 卵巢 Serltoli-Leydig 细胞瘤的临床病理研究进展 [J]. 中华病理学杂志, 2008, 37(9): 631-633.

[6] BHAT R A, LIM Y K, CHIA Y N, et al. Sertoli-Leydig cell tumor of the ovary: analysis of a single institution database[J]. J Obstet Gynaecol Res, 2013, 39(1): 305-310.

[7] PHIPPEN N T, BARNETT J C, LOWERY W J, et al. Surgical outcomes and national comprehensive cancer network compliance in advanced ovarian cancer surgery in a low volume military treatment facility[J]. Gynecol Oncol, 2013, 131(1): 158-162.

[8] SIGISMONDI C, GADDUCCI A, LORUSSO D, et al. Ovarian Sertoli-Leydig cell tumors. A retrospective MITO study[J]. Gynecol Oncol, 2012, 125(3): 673-676.

[9] WHO Classification of Tumors Editorial Board.Femal genital tumours[M].Lyon(France): International Agency for Research on Cancer, 2020.

[10] HAROON S, ZIA A, ODREES R, et al. Clinicopathological spectrum of ovarian sex cord-stromal tumors; 20 years' retrospective study in a developing country[J]. J Ovarian Res, 2013, 6(1): 87.

[11] ABU-ZAID A, AZZAM A, ALGHUNNEIM L A, et al. Poorly differentiated ovarian Sertoli-Leydig celltumor in a 16-year-old single woman: a case report and literature review[J].Case Rep Obstet Gynecol, 2013,2013: 858501.

[12] ZHANG M, CHEUNG M K, SHIN J Y, et al. Prognostic factors responsible for survival in sex cord stromal tumors of the ovary: an analysis of 376 women[J]. Gynecol Oncol, 2007, 104(2): 396-400.

[13] GOUY S, ARFI A, MAULARD A, et al. Results from a monocentric long-term analysis of 23 patients with ovarian Sertoli-Leydig cell tumors[J]. Oncologist, 2019, 24(5): 702-709.

（成星函　吴海静）

病例 11 隐匿性原发性输卵管癌1例临床诊疗分析

【病史摘要】

患者，女，67岁，因"阴道不规则流血3月余"于2022年6月27日首次入院。3月余前患者无明显诱因出现阴道不规则流血，伴腰骶部不适、下腹部坠胀，否认阴道流液。患者于2022年6月22日至当地医院就诊，行宫颈组织活检，病理结果回示："宫颈赘生物"腺癌，建议免疫组化。2022年6月28日宫颈活检病理结果回示："宫颈赘生物"活检标本查见腺癌，建议做免疫组化协助诊断。遂住院进一步诊治。

既往史：高血压病史8年，规律口服降压药控制血压可；糖尿病病史7年，规律口服降糖药控制血糖可；30年前行双侧输卵管结扎术，2021年行痔疮手术治疗。

婚育史：初潮15岁，（3~4）天/30天，绝经年龄48岁，经量一般，无痛经。

专科检查：外阴阴性，阴道畅，黏膜光滑。宫颈：宫颈管及宫颈后唇见菜花状新生物，大小约2.5 cm，触血阳性。子宫：萎缩。宫旁组织：双侧宫旁组织无明显增厚缩短，弹性好；双附件区未扪及明显异常。

【诊疗经过】

入院后，2022年6月28日查肿瘤标志物均在正常值范围内；宫颈人乳头瘤病毒（HPV）检查呈阴性。

2022年7月1日胸部CT平扫示：双肺散在少许微小结节及炎性条片影，随诊。

2022年7月2日全腹增强MR示：宫颈软组织增厚（以宫颈管内膜明显，大小约2.2 cm×1.6 cm×1.8 cm），宫颈内膜不均匀增厚，符合宫颈癌改变，阴道后穹隆受侵可能，请结合临床；双侧附件区未见明显异常；双侧盆壁数个小淋巴结，随诊。

2022年7月4日病理科补充诊断："宫颈赘生物"活检标本查见腺癌，HPV相关可能。肿瘤细胞免疫表型：CK7（＋）、PAX-8（＋）、P53（突变型表达）、CK20（－）、CEA（－）、CDX-2（－）、P16（弥漫强＋）、ER（部分＋）、PR（－）、MLH1（＋）、PMS2（＋）、MSH2（＋）、MSH6（＋）、Ki67（60%＋），HE染色如图11.1所示。结合专科查体及影像学，临床诊断：宫颈腺癌ⅡA1期。

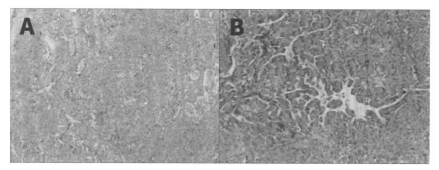

注：A.HE 染色，×100；B.HE 染色，×200

图 11.1　宫颈组织活检 HE 染色图片

排除手术禁忌，于 2022 年 7 月 5 日在全麻下行"经腹广泛性子宫切除术 + 双附件切除术 + 盆腔淋巴结切除术 + 腹主动脉旁淋巴结切除术 + 盆腔粘连松解术"。术中探查：子宫萎缩，双侧宫旁未见明显肿瘤侵及；双侧输卵管呈结扎后改变，未见明显肿瘤；双侧卵巢萎缩，外观未见明显异常。左侧股深见一稍肿大淋巴结，长径约 0.8 cm；右侧闭孔窝见一肿大淋巴结，长径约 1.0 cm，余双侧盆腔淋巴结及腹主动脉旁淋巴结未见明显异常。大网膜、胃、阑尾、各肠管、盆腹腔腹膜等处均未见明显异常。

2022 年 7 月 12 日术后病理如图 11.2 所示。标本名称：全子宫及双附件；肿瘤的解剖部位：3~9 点；大体类型：外生性；肿瘤大小：2.5 cm×2.2 cm×1.5 cm。组织学类型：浸润性癌，查见普通型宫颈腺癌，灶区呈实性生长，部分肿瘤细胞呈梭形，待免疫组化进一步协助判断是否合并其他肿瘤类型。组织学分化：中分化；浸润深度：中 1/3 宫颈纤维肌层，肿瘤浸润模式为 Silva C；侵犯邻近器官：不详；脉管内癌栓（－）；神经侵犯（－）；左、右宫旁组织（－）；宫体：内膜呈萎缩性形态；阴道断端（－）；左输卵管：未见癌转移；右输卵管：未见癌转移；左卵巢：未见癌转移，表面查见副中肾管囊肿；右卵巢：未见癌转移；淋巴结转移情况：均呈反应性增生，未见癌转移。综上分析，患者存在转移复发的高危因素，术后应补充放化疗。

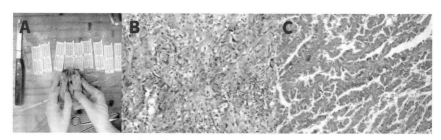

注：A. 切除的宫体大体标本；B. HE 染色，×100；C. HE 染色，×200

图 11.2　初次手术术后标本中宫颈病灶的大体标本及 HE 染色图片

排除化疗禁忌后，于 2022 年 7 月 26 日行术后第 1 周期化疗，方案为紫杉醇 + 卡铂。因患者术后病理标本在完善免疫组化过程中存在诊断疑难，与病理科医师详细沟通后，补取双侧输卵管及卵巢全部取材送检。

2022 年 7 月 29 日补充报告"全子宫及双附件"补取双侧输卵管及卵巢全部取材送检，左右侧输卵管查见高级别浆液性癌，宫颈截石位 3~9 点查见浸润性癌，结合组织形态及肿瘤细胞免疫表型及 HPV RNAscope，支持为输卵管高级别浆液性癌扩散或种植至宫颈，伴局灶神经内分泌分化。肿瘤细胞免疫表型，17#：Ckpan（AE1/AE3）（+）、CK7（+）、CK5/6（−）、P40（−）、CgA（小灶 +）、Syn（小灶 +）、CD56（少量 +）、P16（弥漫强 +）、RB（− 缺失）、P53（突变型表达）、ER（灶区 +）、PR（−）、Vimentin（−）、Ki67（+，约 90%）、WT1（灶区 +）。14#：Ckpan（AE1/AE3）（+）、CK7（+）、Vimentin（+）。12#：P40（−）、P63（−）。HPV RNAscope-HR（HPV16 亚型，HPV18 亚型，其他 13 种高危型 HPV 亚型），17#（−），HE 染色图片如图 11.3 所示。

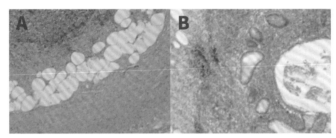

注：A. HE 染色，×100；B. HE 染色，×200
图 11.3　补取双侧输卵管及卵巢取材 HE 染色图片

修正病理学分期：pT2aN0Mx；FIGO 分期：ⅡA。

修正诊断：双侧输卵管高级别浆液性癌（伴局灶神经内分泌分化）ⅡA 期。

与患者及家属详细沟通病情及相关治疗方式，建议补充手术完成全面分期，患者及家属表示知情理解并同意手术。排除手术禁忌，于 2022 年 8 月 23 日在全麻下行"卵巢癌再分期手术（经腹大网膜切除术 + 阑尾切除术）+ 盆腔粘连松解术"。

2022 年 8 月 26 日常规检查诊断结果："大网膜"未见癌累及；"阑尾"未见癌累及。

排除化疗禁忌后，于 2022 年 8 月 30 日至 2022 年 12 月 8 日补充 5 周期化疗，方案为紫杉醇 + 卡铂。BRCA 基因检测阴性，尼拉帕利维持治疗，随访中。

【诊疗思路】

该患者入院初步临床诊断宫颈腺癌ⅡA1 期，初次手术后考虑宫颈部分肿瘤细胞形态学存在诊断疑难，可能为其他肿瘤类型，且不除外附件来源肿瘤转移，与病理科医师详细沟通术中探查情况、大体标本外观情况及病理结果，补取双侧输卵管及卵巢全部取材送检。2022 年 7 月 29 日补充报告"全子宫及双附件"补取双侧输卵管及卵巢全部取材送检，左右侧输卵管查见高级别浆液性癌，宫颈截石位 3~9 点查见浸润性癌，结合组织形态及肿瘤细胞免疫表型及 HPV RNAscope，支持为输卵管高级别浆液性癌扩散或种植至宫颈，伴局灶神经内分泌分化。左、右卵巢未见癌转移。遂修正诊断为：双侧输卵管高级别浆液性癌（伴局灶神经内分泌分化）ⅡA 期。与患者及家属详细沟通病情及相关治疗方式，再次补充手术完成全面分期，术后共完成 6 周期以铂类为基础的联合化疗。自 2022 年 9 月 27 日起，复查肿瘤标志物均在正常值范围内。后续患者按原发输卵管癌诊治规范治疗，预后良好，随访中。

【知识拓展】

原发性输卵管癌（Primary Fallopian Tube Carcinoma，PFTC）临床上非常少见，约占女性妇科恶性肿瘤的 0.14%~1.8%，好发于绝经后妇女，病理学诊断是诊断原发性输卵管癌的主要手段，由于本病罕见以及与卵巢癌相似的临床病理表现，因此术前难以诊断[1]。原发性输卵管癌的总生存率通常较低，约在 22%~57%[2]，预后较卵巢上皮性癌或其他原发性妇科肿瘤差[3]。正常的输卵管在盆腔超声和 MRI 上通常看不见，当生长出实体肿瘤时，其管状结构可形成香肠形状的外观而被识别。典型的症状，再加上一些最具特征性的 MRI 征象，如"香肠状"、盆腔肿块、输卵管积水和宫腔积水，可能提示原发性输卵管癌的存在[4]。

绝经后女性中发生阴道流血的概率为 4%~11%，通常归因于宫内来源，除最常见的生殖道萎缩改变（44.5%）、良性子宫内膜组织学结果（37.5%）、子宫内膜息肉（10.1%）外[5]，5%~10% 的绝经后阴道流血女性患有子宫内膜癌[6]，还可能来自外阴、阴道、宫颈、输卵管或卵巢病变等，也可能涉及非生殖器官。当患者主诉症状无特异性，影像学缺乏"香肠状"等特征，极易忽略输卵管原发病变。

原发性输卵管癌是一种发病罕见但极具侵袭性的恶性肿瘤，对于隐匿性输卵管癌的诊断，主要依靠病理诊断。虽然准确的术前诊断很困难，但据报道，相比卵巢癌、腹膜癌，原发性输卵管癌最常在疾病早期被诊断[7]，大多数原发性输卵管癌在Ⅰ/Ⅱ期（65.7%）被诊断[8]。输卵管癌以高级别浆液性腺癌为代表，子宫内膜样癌很少见，其他类型罕见。绝大多数输卵管癌被误认为是来自卵巢或腹膜的继发癌[9]。输卵管癌相关研究的突破性进展首先源自对 BRCA 基因突变患者预防性切除的输卵管，研究显示其中 6%~11% 的输卵管存在早期浆液性癌[10]，其后又有研究证明无论是否伴有 BRCA 基因突变，50%~75% 的盆腔浆液性腺癌同时伴有输卵管早期癌或与之相关的癌前病变[11-12]，这些病变主要定位于输卵管远端或伞端，在盆腔浆液性腺癌累及的多个脏器中，伞端是唯一在病理学上观察到有早期病变的部位，但由于以往很少对伞端取材而被忽略。

【反思总结】

本例患者缺乏输卵管癌典型的"三联征"表现，绝经后引起阴道不规则流血的病因众多，术前的病理诊断结果只是提供临床诊断的线索，而不能固化临床思维。在最后病理结果明确之前，临床工作者需开阔思维、了解更多隐匿性病变可能的存在。

本例患者入院查宫颈 HPV 检测阴性，宫颈组织活检免疫组化结果回示：查见腺癌，HPV 相关可能。两者间存在不符，及时与病理科医师沟通，警惕误诊的可能。因术后宫颈部分肿瘤诊断出现疑难，与病理科医师及时沟通后补取双侧输卵管及卵巢全部取材送检，避免了漏诊、误诊。临床中如遇到临床诊断与检查、检验结果间存在矛盾或不符、病理诊断过程中有可能存在特殊病理类型的时候，临床医师与病理科医师一定及时、尽早地沟通，避免误诊的可能。

本例患者初次取材不够，原因可能有：①受术前诊断的限制，对附件取材相对较少；②大体标本中输卵管和卵巢外观未见明显肿瘤，也无盆腹腔广泛种植，忽视了对输卵管远端或伞端的取材。事实上，相当多的输卵管癌本身缺少明显的肿块，多以卵巢或盆腹腔播散为表现。原发性输卵管癌的大体标本表现主要有形成明显肿块和隐匿性两种形态，前者仅占少数，是传统描述的输卵管癌形态，后者占绝大多数，易被遗漏[9]。

大量研究表明，FIGO 分期对输卵管癌预后有显著影响。Alvarado 等[13] 研究显示，输卵管癌 5 年生存率为 56%，各期的 5 年生存率分别是 I 期 62%，II 期为 16%，III 期 7%，IV 期 0。FIGO 分期、手术切除是否满意及化疗是否及时、足量与规范是输卵管癌的独立预后因素。该例患者最终确诊为双侧输卵管高级别浆液性癌（伴局灶神经内分泌分化）II A 期，获得了规范的治疗，预后良好。患者原发病灶中伴局灶神经内分泌分化，该病理类型特殊、恶性程度高，可能会对本例患者的预后产生一定的影响。

综上，原发性输卵管癌发病罕见，在临床工作中容易被误诊、漏诊，此病多发于绝经后女性，术前诊断较困难，重视患者的体征症状、检查检验结果间是否存在不一致以及病理取材充分可在一定程度上降低误诊、漏诊率，另结合术后肿瘤大体标本及形态学特征，必要时行相关免疫组化检查辅助可鉴别诊断。该病例提醒妇科肿瘤医师应该重视诊疗过程中的每一个环节及细节，稍有疏忽即可能造成漏诊、误诊。术前及时、正确认识及诊断该病有助于为患者选择最合适的治疗方案，以改善患者的预后。

【参考文献】

[1] ALVARADO-CABRERO I, STOLNICU S, KIYOKAWA T, et al. Carcinoma of the fallopian tube: results of a multi-institutional retrospective analysis of 127 patients with evaluation of staging and prognostic factors[J]. Ann Diagn Pathol, 2013, 17(2): 159-164.

[2] KALAMPOKAS E, KALAMPOKAS T, TOUROUNTOUS I. Primary fallopian tube carcinoma[J]. Eur J Obstet Gynecol Reprod Biol, 2013, 169: 155-161.

[3] 谢幸，孔北华，段涛. 妇产科学 [M].9 版. 北京：人民卫生出版社，2018.

[4] VELOSO GOMES F, DIAS J L, LUCAS R, et al. Primary fallopian tube carcinoma:review of MR imaging findings[J]. Insights Imaging, 2015, 6(4): 431-439.

[5] BURBOS N, MUSONDA P, GIARENIS I, et al. Age-related differential diagnosis of vaginal bleeding in postmenopausal women: a series of 3047 symptomatic postmenopausal women[J]. Menopause Int, 2010, 16(1): 5-8.

[6] GOLDSTEIN S R. Appropriate evaluation of postmenopausal bleeding[J]. Menopause, 2018, 25(12): 1476-1478.

[7] OU Y C, HUANG H Y, HUANG C C, et al. Primary fallopian tube carcinoma: clinicopathological analysis of 12 cases[J]. Taiwan J Obstet Gynecol, 2011, 50(2): 141-144.

[8] SUN M, BAO L, SHEN H, et al. Unexpected primary fallopian tube carcinoma during gynecological operations: clinicopathological and prognostic factors analyses of 67 cases[J]. Taiwan J Obstet Gynecol, 2019, 58(5): 626-632.

[9] 郭东辉，庞淑洁，李杰，等. 对输卵管浆液性腺癌的新认识 [J]. 中华病理学杂志，2012, 41(7): 490-493.

[10] MEDEIROS F, MUTO M G, LEE Y, et al.The tubal fimbria is a preferred site for early adenocarcinoma in women with familial ovarian cancer syndrome[J].Am J Surg Pathol, 2006, 30(2): 230-236.

[11] KINDELBERGER D W, LEE Y, MIRON A, et al. Intraepithelial carcinoma of the fimbria and pelvic serous carcinoma:evidence for a causal relationship[J]. Am J Surg Pathol, 2007, 31(2): 161-169.

[12] ROH M H, KINDELBERGER D, CRUM C P. Serous tubal intraepithelial carcinoma and the dominant ovarian mass:clues to serous tumor origin? [J]. Am J Surg Pathol, 2009, 33(3): 376-383.

[13] HARTER P, SEHOULI J, LORUSSO D, et al. A randomized trial of lymphadenectomy in patients with advanced ovarian neoplasms[J]. New Engl J Med, 2019, 380(9): 822-832.

（成星函　吴海静）

病例 12 林奇综合征相关卵巢癌1例临床诊疗分析

【病史摘要】

患者，女，45岁，因"降结肠癌术后11月余，发现盆腔肿物7天"于2021年8月30日入院。11月余前患者因"大便带血1月"于2020年9月9日首次入我院（四川省肿瘤医院，下同）肠道外科。

2020年8月23日，患者于外院行肠镜，诊断：降结肠新生物（Ca?），结肠及直肠多发性息肉（性质?）。活检示：降结肠31 cm"腺癌"。

2020年9月11日，腹部增强CT示：降结肠局部管壁稍增厚强化，浆膜面尚光整，请结合临床及内镜检查。子宫多发肌瘤可能；双侧附件区稍厚并囊性灶（左侧大者3.6 cm×3.1 cm）（图12.1），结合生理周期随访。肠镜示：距肛28 cm见一盘状新生物，直径1.5 cm，表面轻度糜烂，中央凹陷。以纳米炭予新生物下缘及对侧标记。

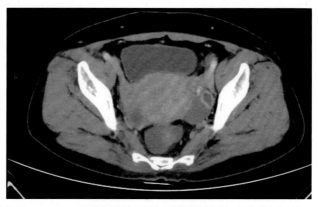

图 12.1 腹部增强CT示：双侧附件区稍厚并囊性灶（左侧大者3.6 cm×3.1 cm）

排除手术禁忌后，于2020年9月15日全麻下行"腹腔镜下左半结肠切除术 D3乙状结肠 – 横结肠端侧吻合术 + 腹腔灌注化疗术"。术中见：肿瘤位于降结肠中段，肠管表面被纳米炭染色定位，呈扁平状隆起，质硬，大小约2.0 cm×1.5 cm，肿瘤侵及肠壁浅肌层，另距肿瘤上缘上方6 cm可见大小约0.5 cm扁平息肉，质软，活动；肠系膜下动脉旁、左结肠动脉根部、肿瘤旁可及多枚纳米炭染色淋巴结，大小约

0.2~0.8 cm，质地中软；子宫可见多个肌瘤，大者直径约 3.0 cm。

术后病理示：降结肠高 - 中分化腺癌浸润至肌层，未见脉管内瘤栓，未见神经侵犯，肿瘤旁淋巴结（0/6），肠系膜下动脉根部淋巴结（0/1），左结肠动脉旁淋巴结（0/3），左结肠动脉根部淋巴结（0/2）。（左半结肠及肿瘤）免疫表型提示错配修复蛋白 PMS2 表达缺失。肿瘤细胞免疫表型：MLH1（+），MSH2（+），MSH6（+），PMS2（−），BRAFV600E（−），KI67（70%）。

术后诊断：降结肠高 - 中分化腺癌 T2N0M0，患者术后定期随访。

2020 年 12 月 23 日，超声示：右侧附件区囊肿（4.0 cm × 2.8 cm），考虑生理性可能。左侧附件区未见确切异常回声。血清 CA125 为 48.58 U/mL。

2021 年 8 月 24 日，超声示：①左侧附件区囊实混合回声团（8.1 cm × 5.4 cm × 7.4 cm），以囊性为主，团块边界清楚，形态规则，囊液透声性差，一侧囊壁上可见大小约 3.6 cm × 3.2 cm × 3.5 cm 实性团块，另囊壁上可见 3 个乳头（较大者约 0.6 cm × 0.4 cm），O-RADS 4 类（卵巢上皮性肿瘤），请结合肿瘤标志物检查；②右侧附件区囊性占位（2.5 cm × 3.2 cm），囊壁厚，内透声性差，呈"磨玻璃"样改变，O-RADS 2 类，考虑出血性囊肿；③子宫增大（前后径 5.3 cm）伴实质回声不均，腺肌症待排。患者就诊于妇瘤科，以"降结肠癌术后，双附件占位，2 型糖尿病"收治入院。

既往史：糖尿病病史 1 年余，规律服用降糖药二甲双胍，血糖控制可。10 年余前因"胆囊结石"于当地医院行"腹腔镜胆囊切除术"。

婚育史：初潮 14 岁，6~7 天 /28~30 天，末次月经 2021 年 6 月 20 日，月经周期规律，月经量中等，颜色正常，无明显痛经史。20 岁结婚，G5P3，人工流产 1 次，引产 1 女，顺产 2 子 1 女，1 女 1 岁余夭折，2 子体健，丈夫体健。

家族史：患者父亲 53 岁死于肝癌，患者大伯 30 岁患结肠癌，50 岁病故；患者堂姐（大伯之女）30 岁患结肠癌，目前治疗中。

入院查体：体温 36.2 ℃，心率 81 次 / 分，呼吸 20 次 / 分，血压 113/73 mmHg。一般情况可，心肺查体（−），腹软，未扪及包块，无压痛及反跳痛。

专科检查：外阴阴性；阴道畅；宫颈光滑，肥大，大小约 4cm；子宫增大，如孕 2 月大小；左附件区扪及一直径约 8.0 cm 包块，质地中等，与宫体分界不清，活动度欠佳，右附件区扪及稍增厚。三合诊：直肠黏膜光滑，未扪及明显肿物。

【诊疗经过】

入院后完善相关检查。

2021年8月31日，人附睾蛋白4（HE4）48.87 pmol/L，血清CA125 81.46 U/mL。

2021年9月2日，全腹MR增强，与2020年9月11日CT术前旧片大致对比（图12.2）：左侧附件区囊实性肿块（7.8 cm×5.8 cm），其内伴出血，较前增大，肿瘤性病变？子宫内膜异位伴出血？右侧附件区结节（2.1 cm×2.0 cm），囊肿伴出血可能，巧克力囊肿？其他？子宫腺肌症可能；子宫多发肌瘤，较前类似。左半结肠术后，现吻合口结构显示欠清，周围肠壁未见明显增厚，请随诊。

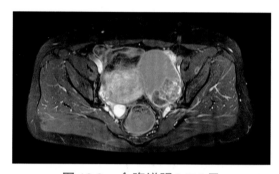

图12.2 全腹增强MRI示
左侧附件区囊实性肿块（7.8 cm×5.8 cm），右侧附件区结节（2.1 cm×2.0 cm）

排除手术禁忌后，于2021年9月2日在全麻下行"剖腹探查术"。术中见：左卵巢可见直径约8 cm大小囊实性肿瘤，肿瘤与周围组织盆底、直肠以及子宫后壁致密粘连，分粘过程中肿瘤囊性部分破裂，囊液呈巧克力样，术中先切除左侧附件，离体剖视肿瘤可见肿瘤实性部分为灰白色质脆组织，囊壁可见多个直径0.5 cm乳头状凸起。右侧卵巢与盆底致密粘连，可见直径约2 cm囊肿，分粘过程中囊肿破裂，可见巧克力样囊液流出。子宫增大如孕2月大小，质硬，表面扪及多个肌瘤结节，最大直径约4 cm。直肠前壁与子宫后壁及左侧骶韧带致密粘连，分粘困难。术中冰冻"左附件及肿瘤"查见腺癌。术中与病理科医师沟通：目前冰冻无法确定左卵巢腺癌来源，降结肠癌术后卵巢转移？左卵巢原发？需术后石蜡及免疫组化进一步明确。术中探查大网膜、阑尾、膈肌下、肝包膜以及肠系膜等未见明显异常。向患者家属交代术中情况及冰冻结果，家属要求先行全子宫及双附件切除术，根据术后最终石蜡及免疫组化结果，再确定下一步治疗方案，术后可能需要再次手术以及补充化疗，患者家属表示理解。因术中肿瘤破溃，术后行腹腔热灌注化疗3次，其中2021年9月4日行顺铂100 mg腹腔热灌注化疗。

术后病检示：2021年9月10日"左附件及肿瘤"查见腺癌，结合HE形态及免疫表型,符合卵巢透明细胞癌。肿瘤细胞免疫表型:CK7（＋）,CK20（－）,CDX-2（－）,SATB2（－）,ER（－）,PR（个别弱＋）,PAX-8（＋）,Napsin A（＋）,HNF-1β（＋）,GATA-3（－）,P16（＋）,P53（＋）,Ki67（＋,约80%）。

2021年9月15日"左附件及肿瘤"肿瘤细胞免疫表型:AMACR（P504S）（部分＋）。根据术后病检,再次行卵巢肿瘤再分期术,于2021年9月24日在全麻下行"剖腹探查术＋盆腔淋巴结切除术＋大网膜及阑尾切除术"。术后病检示:大网膜、阑尾未见癌累及;盆腔各组淋巴结均未见癌累及。

修正诊断:①左卵巢透明细胞癌ⅠC期术后;②降结肠腺癌术后（T2N0M0）;③2型糖尿病。

患者术后行6周期TC（紫杉醇＋卡铂）方案化疗。结合患者病史及家族史考虑患者可能存在林奇综合征,行林奇综合征相关胚系基因检测,检测结果示:PMS2基因c.779_780inv胚系杂合突变,临床意义不明。

【诊疗思路】

该患者入院初步诊断考虑结直肠癌术后卵巢转移可能,初次手术后确诊为左卵巢透明细胞癌。回顾该患者的病史,患者的家族史显示家族中有三位亲属患癌,具体来说,两位结直肠癌,一位肝癌,均为林奇综合征（Lynch Syndrome, LS）相关癌症。且患者父亲（患肝癌）是其一级亲属,另外两位结直肠癌患者也是一级亲属,连同患者该家族四名癌症患者患病年龄均小于50周岁。患者既往降结肠癌免疫表型提示错配修复蛋白PMS2表达缺失,而该患者家族史符合林奇综合征诊断标准阿姆斯特丹标准Ⅰ和Ⅱ（Amsterdam Ⅰ、Ⅱ Criteria）。所以后续诊疗中,高度怀疑该患者患两种异时癌症均源于林奇综合征,故在征得患者同意的情况下,进行了林奇综合征相关胚系基因筛查以进一步明确诊断。林奇综合征相关胚系基因检测结果示:PMS2基因c.779_780inv胚系杂合突变,临床意义不明。患者胚系基因检测虽没有发现患者携带林奇综合征的已知致病基因,但是该患者PMS2基因胚系杂合突变的位点是不是未知的林奇综合征致病基因,目前尚不清楚,需要进一步的研究来证实。后续患者按原发卵巢癌诊治规范治疗,预后良好,随访中。

【知识拓展】

林奇综合征是常染色体显性遗传病,由于细胞DNA错配修复（Mismatch Repair, MMR）系统中的MLH1、MSH2、MSH6和PMS2基因突变,其阻碍了细胞DNA合成过程中的错配修复，使患者存在罹患多种癌症的风险，其中患结直肠癌的风险为40%~80%、子宫内膜癌的风险为33%~61%、胃癌的风险为11%~19%、卵巢癌的风险为6%~12%，其他相关癌症还包括小肠癌、肝胆癌、上泌尿道癌、脑癌、皮肤癌等[1]。有报道女性林奇综合征中子宫内膜癌的发病率与结直肠癌是相当的，所以结直肠癌合并子宫内膜癌更容易激起医务人员对林奇综合征的怀疑，但是发病率居第4位的卵巢癌却容易被忽视。目前大量的研究表明[2]，林奇综合征相关的卵巢癌终身累积患癌率为6%~12%，确诊时分期多为早期 FIGO Ⅰ/Ⅱ期，组织学类型上主要是透明细胞癌或子宫内膜样癌，缺失错配修复基因主要为 MSH2（47%）和 MLH1（38%）。林奇综合征相关卵巢癌的发病平均年龄为45~46岁，但其年龄跨度较大，为19~82岁，比散发卵巢癌发病年龄早15~20年，比 BRCA1/2 突变卵巢癌发病年龄早5~10年。因林奇综合征发病年龄早、分期早，早期的诊断和治疗使其生存率更高，总体5年生存率约为78%。

早期及时的诊断可以对林奇综合征相关恶性肿瘤的预测以及下一步治疗产生良好影响。在结直肠癌中，已经证实对林奇综合征患者进行相关的监管可以获得更好的生存获益，但是国际上无论是阿姆斯特丹标准或者改良贝塞斯达标准（Bethesda Criteria）都是基于家族史初筛林奇综合征相关结直肠癌的，结直肠癌相关指南并不适用于妇科恶性肿瘤。

关于筛查监管林奇综合征相关妇科恶性肿瘤患者，2020年发表的《Lynch 综合征相关妇科肿瘤监管的曼彻斯特国际共识》[3-4]建议：①确诊林奇综合征的患者常规应该进行子宫内膜癌的筛查（B级证据）。②子宫内膜癌患者中林奇综合征的筛查：a. 子宫内膜癌患者中确诊年龄 ≤ 60 岁的患者；b. 高危子宫内膜癌患者具有林奇综合征相关肿瘤以及癌前病变史，具有林奇综合征相关肿瘤 ≤ 60 岁的一级亲属（B级证据）。

关于在卵巢癌中筛查林奇综合征，相关共识建议：①在50岁或者之前发现的卵巢癌（C级证据）;②任何年龄诊断的非浆液性非黏液性的上皮性卵巢癌（C级证据）。

【反思总结】

局限性的诊疗思维可能延误诊治。患者初诊时，降结肠癌手术史11月余，双侧附件囊实性占位，且妇科肿瘤标志物 HE4 正常，CA125 轻度升高，易误诊为降结肠癌术后卵巢转移，故而忽略追溯患者的家族史以及降结肠癌的详细诊疗经过，例如术前 CT 提示双侧附件增厚囊性占位以及术后病理提示错配修复蛋白 PMS2 表达缺失，无疑提示患者考虑诊断林奇综合征的可能。

病理诊断在林奇综合征的筛查和诊断中起着至关重要的作用。研究表明[5-6]，错配修复蛋白缺失（d-MMR蛋白）（主要是MLH1、MSH2、MSH6和PMS2四种蛋白缺失）检测容易且敏感性高，临床上极易获得，是经济便捷的林奇综合征的粗筛手段。对于结直肠癌、子宫内膜癌以及胃癌组织病理免疫组化常规检测d-MMR蛋白，提示有缺失，则进一步进行胚系检测。而实际上，从本例患者中可以看出，对于年轻的非浆液性非黏液性的上皮性卵巢癌也应该常规行d-MMR蛋白检测。除了免疫组化进行d-MMR蛋白检测，微卫星不稳定性（Microsatellite Instability，MSI）的检测也被认为是初筛林奇综合征中经济实惠的常用检测手段，但最终确诊林奇综合征金标准还需要胚系基因测序[7]。该患者最终的胚系基因测序为PMS2基因c.779_780inv胚系杂合突变，临床意义不明。对于基因报告的解读，该位点的变异导致PMS2蛋白260位密码子由丝氨酸突变为色氨酸，二者的理化特性存在较大差异，目前尚没有关于此变异导致PMS2相关疾病的文献报道。回顾文献[8-9]，2019年发表于 *Mol Genet Genomic Med* 杂志的一篇文章报道了PMS2种系突变c.943C>T（p.Arg315*）诱导林奇综合征相关卵巢癌的一个家族案例分析，证实了携带PMS2种系突变c.943C>T患者罹患林奇综合征相关癌症的极高易感性。然而是否能从该患者的家族案例分析中得出类似结论，尚需要进一步研究。

重视林奇综合征诊治中多学科协作。林奇综合征患者诊治应该行多学科会诊，妇科肿瘤医师参与诊疗计划，既往研究建议确诊林奇综合征的女性患者应该在30岁后每年密切监测林奇综合征妇科相关恶性肿瘤的筛查，40岁后完成生育可考虑行预防性手术。本例患者应在初诊林奇综合征后行子宫内膜活检术以及评估卵巢病变，患者已完成生育，必要时可在降结肠癌术时同时行预防性的全子宫和输卵管卵巢切除术（C级证据）。另外患者基因检测存在dMMR，若卵巢癌后续治疗效果不佳抑或复发，可以考虑使用免疫检查点抑制剂辅助治疗，例如帕博利珠单抗等[10]。

重视卵巢癌患者林奇综合征相关基因筛查。对于遗传相关性卵巢癌，在临床工作中更多的是关注BRCA1/2基因筛查检测，而常常忽略了林奇综合征相关基因的检测，所以对于透明细胞癌或子宫内膜样卵巢癌的年轻（绝经前）患者，重视林奇综合征相关基因的检测尤为重要。

综上，林奇综合征也称遗传性非息肉病性大肠癌（Hereditary Non-polyposis Colorectal Cancer，HNPCC），其发病率最高的相关肿瘤是结直肠癌以及女性子宫内膜癌，卵巢癌在林奇综合征相关肿瘤中发病率居第4位，发病率仅为6%~12%，故在临床工作中容易被忽略。本例患者结直肠癌与卵巢癌属于异时发生，临床上容易误诊为结肠癌术后卵巢转移，提醒妇科肿瘤医师应该重视林奇综合征诊疗中多学科的协作，重视林奇综合征相关卵巢癌的筛查和监测，明确林奇综合征相关妇科恶性肿瘤的诊疗原则以及预防性手术的时机和指征。

【参考文献】

[1] WOOLDERINK J M, DE BOCK G H, DE HULLU J A, et al. Characteristics of Lynch syndrome associated ovarian cancer[J]. Gynecol Oncol, 2018, 150(2): 324-330.

[2] WOOLDERINK J M, BLOK E A, VASEN H F, et al. Ovarian cancer in Lynch syndrome; a systematic review[J]. Eur J Cancer, 2016, 55: 65-73.

[3] 冯燕，徐紫光，李辉，等. "Lynch 综合征相关妇科肿瘤监管的曼彻斯特国际共识" 要点解读 [J]. 中国实用妇科与产科杂志, 2020, 36(8): 782-786.

[4] CROSBIE E J, RYAN N A J, ARENDS M J, et al. The Manchester International Consensus Group recommendations for the management of gynecological cancers in Lynch syndrome[J]. Genet Med, 2019, 21(10): 2390-2400.

[5] VIERKOETTER K R, AYABE A R, VANDRUNEN M, et al. Lynch Syndrome in patients with clear cell and endometrioid cancers of the ovary[J]. Gynecol Oncol, 2014, 135(1): 81-84.

[6] HODAN R, KINGHAM K, COTTER K, et al. Prevalence of Lynch syndrome in women with mismatch repair-deficient ovarian cancer[J]. Cancer Med, 2021, 10(3): 1012-1017.

[7] KIM S R, TONE A, KIM R H, et al. Performance characteristics of screening strategies to identify Lynch syndrome in women with ovarian cancer[J]. Cancer, 2020, 126(22): 4886-4894.

[8] GUO X, WU W, GAO H, et al. PMS2 germline mutation c.943C>T (p.Arg315*)-induced Lynch syndrome-associated ovarian cancer[J]. Mol Genet Genomic Med, 2019, 7(6): 721.

[9] CUI M H, ZHANG X W, YU T, et al. PMS2 germline mutation c.1577delA (p.Asp526Alafs*69)-induced Lynch syndrome-associated endometrial cancer: a case report[J]. Medicine (Baltimore), 2019, 98(51): 18279.

[10] TAKEDA T, TSUJI K, BANNO K, et al. Screening for Lynch syndrome using risk assessment criteria in patients with ovarian cancer[J]. J Gynecol Oncol, 2018, 29(3): 29.

（成星函　胡　婷）

病例 13 宫颈癌术后放化疗后移位卵巢转移1例临床诊疗分析

【病史摘要】

患者，女，42岁，因"宫颈癌术后放化疗后11月，发现右下腹包块2周"于2022年5月14日入院。患者16月前外院诊断"宫颈癌Ⅰb期"，于2021年1月6日行"广泛子宫切除术+盆腔淋巴结清扫术+右侧附件移位腹膜悬吊术+左侧附件切除术"，术后病检："子宫"子宫颈非角化性鳞状细胞癌，侵及间质全层，肿瘤大小约4.0 cm×3.6 cm×1.3 cm，阴道残端外膜查见癌，子宫体多发性平滑肌瘤，子宫体肌子宫内膜、左侧附件，双侧圆韧带、阔韧带及骶主韧带未见癌累及，盆腔淋巴结阴性。免疫组化示：Ki-67（+，散在），P53（+），ToPoⅡ（+），EGFR（+），余为阴性。术后辅助行同步放化疗，放疗采用调强放射治疗技术（Intensity-Modulated Radiation Therapy，IMRT）外放疗及后装腔内治疗，外放疗针对盆腔瘤床区及盆腔淋巴引流区，完成DT：50 Gy/25 F，后装腔内采用常规技术，阴道双卵圆球顶点黏膜下1 cm，DT：5 Gy/F X 2F。同步化疗采用TP方案4周期（Taxol 180 mg/d，DDP 40 mg/d）。

患者于2021年6月7日顺利完成术后同步放化疗，并定期随访。

2021年11月30日，患者行全腹增强CT示：①子宫术后缺如，残端阴道未见确切占位，请随访；②余盆腹腔内各脏器未见确切占位。

患者入院前2周，自感腹胀明显，行全腹部增强MRI示：①盆腔术后改变，术区及阴道残端未见明确占位。②右侧下腹部及髂前盆腔内见巨大不规则囊实性占位，较前为新发灶。③盆腔呈治疗后炎性反应。B超检查示：右侧盆腔混合性占位，直径约10.8 cm×6.5 cm×12.5 cm，盆腔少量积液。

考虑诊断：①右下腹囊实性占位；②宫颈非角化型鳞癌术后阴道断端肿瘤残留放化疗后。

【诊疗经过】

入院后妇科检查：外阴阴性，阴道畅，阴道残端光滑，愈合可，右侧盆腹腔可扪及直径约15 cm大小囊实性包块。肿瘤标志物：CEA 51.06 ng/mL，CA125 309.30 ng/mL，

CA72-4 25.17 ng/mL。

完善相关术前准备，于 2022 年 5 月 18 日行"剖腹探查术"，术中可见盆腹腔约 500 mL 淡红色腹水，手术中仍有较多腹水渗出，右侧腹盆腔可见大小约 20 cm×10 cm×7 cm 囊实性肿瘤，与大网膜包裹粘连紧密，肿瘤下部包绕阑尾，与部分肠管粘连，子宫及左侧附件缺如，考虑肿瘤卵巢来源可能性大。行"盆腔肿瘤 + 阑尾切除术 + 大网膜切除术"，术中冰冻切片示："盆腔包块"恶性肿瘤，待石蜡进一步明确，"阑尾"慢性炎症。

术后病检："盆腔"低分化癌，结合临床倾向转移，待免疫组化协助诊断。"阑尾"慢性炎症。浆膜游离面见癌细胞团。

免疫组化及免疫表型：CK（+）、CK5/6（灶+）、P63（部分+）、CK8/18（+）、KI-67（阳性率 100%），低分化癌，结合临床考虑转移的可能。

患者术后恢复可，2022 年 5 月 29 日开始行 TP 方案化疗 6 周期，治疗结束后定期随访，预后良好。

【知识拓展】

宫颈癌卵巢转移发生率低，国内文献报道其发生率仅为 0.07%，而腺癌的发生率为 1.81%[1]。荟萃国外文献报道的宫颈鳞癌卵巢转移的发生率为 1.4%~5.31%，其中腺癌发生率更低，仅为 0.5%~0.79%[2-4]。国内外众多研究对宫颈癌卵巢转移的高危因素进行相关性分析，其中包括组织类型、FIGO 分期、宫旁受侵、宫颈间质受侵、淋巴结转移、阴道受侵、宫体受侵、切缘阳性等因素，虽然分期、淋巴结转移、宫旁受侵等因素是否与卵巢转移相关尚存在争议，但是目前较为公认的观点是，宫颈癌卵巢转移与宫颈癌的组织类型密切相关，腺癌发生卵巢转移的概率远远大于鳞癌。关于宫颈癌卵巢转移的发生机制和途径目前尚不明确，有报道提出可能与淋巴转移及输卵管种植相关，而宫体受侵可能在转移途径中起到重要作用[5]，也有报道提出血行转移是其主要的转移途径[6]，甚至有学者提出不同组织类型宫颈癌其主要转移机制和途径存在差异[4]。无论是何种组织病理类型，卵巢转移已经成为影响宫颈癌预后的独立因素之一，发生卵巢转移的患者预后差，各期别无瘤生存期及总生存期均明显缩短，我国报道宫颈癌卵巢转移患者 5 年生存率仅为 17.6%[1]。

【反思总结】

虽然宫颈癌卵巢转移的发生率低，但是目前宫颈癌发病趋于年轻化，保留卵巢功能的宫颈癌手术方式在临床上运用越来越广，通常采用的是腹膜悬吊术，将卵巢移出盆腔照射野，避免术后放疗对卵巢功能的影响。目前，对于宫颈癌卵巢转移的研究报道多见于宫颈癌根治手术后的大体标本的病理分析，宫颈癌卵巢移位术后发现卵巢转移的病例实属少见，国外有报道 1 例Ⅱb期宫颈鳞癌患者，行腹腔镜卵巢移位术后同步放化疗后 1 年，肿瘤标志物 CEA 升高，CT 提示双卵巢肿瘤，考虑宫颈癌移位卵巢转移，再次手术后证实双卵巢宫颈癌转移、腹主动脉旁淋巴结转移，病检提示肿瘤有腺鳞癌组织，患者预后差[7]。虽然临床上报道宫颈癌移位卵巢转移的病例少见，但是评价移位卵巢肿瘤转移仍然十分重要。

目前的临床工作中，宫颈腺癌以及腺鳞癌发生卵巢转移的可能性较大，已经得到了广泛关注，所以在宫颈腺癌及腺鳞癌手术中，评价卵巢是否有转移再行保留卵巢功能的手术显得尤为谨慎。有文献报道提出对于腺癌或者腺鳞癌的患者，因为卵巢转移的发生率较高，建议术中应该切除双侧附件，不做保留。本病例患者原发宫颈癌为鳞癌，可能在初次手术中会降低手术医生对卵巢转移的警惕，但是值得注意的是，宫颈癌术前活检诊断的组织类型并不一定代表整个肿瘤所表达的组织类型，在上面提到的 1 例移位卵巢转移的患者中[7]，患者在术前活检诊断为鳞癌，而转移的卵巢上存在腺鳞癌，同理在本例患者中，患者术前活检甚至术后病检均提示患者为鳞癌，而转移卵巢病理提示低分化癌。这无疑对术前病理诊断提出了更高的要求，虽然不能达到百分之百的准确率，但是多点活检、完善免疫组化等手段仍然可以极大地提高术前对组织类型诊断的准确性和完整性，尽可能地避免术后卵巢转移的发生。卵巢转移不仅与病理组织类型相关，也可能与肿瘤分期、宫体受侵、宫颈间质受侵等因素密切相关。在本病例中，患者术后病检提示宫颈肿瘤分化差，宫颈肿瘤侵及间质全层，且肿瘤体积较大，阴道残端查见癌累及等高危因素，对于存在高危因素的患者，更应该认真评价卵巢转移的可能。

临床医师可能会通过经验或者肉眼来评估宫颈癌术中是否存在卵巢转移的可能，但这并不可信，因为行手术治疗的宫颈癌通常为早期，而研究发现此时的卵巢转移多为镜下转移。某文献报道 597 例宫颈癌手术中 3 例发生卵巢转移，且均为镜下转移[8]。可见，肉眼和经验是远不及显微镜准确可靠的。这里需要强调的是，虽然文献报道宫颈癌双卵巢转移的发生率（58.8%）较单侧更大[1]，但是单侧卵巢未发生转移，并不能代表双侧卵巢"安全"。在本病例中，患者术后的左侧附件术后病检提示为阴性，但是患者右侧卵巢发生了肿瘤转移。所以需提醒临床医师，双侧卵巢转移评价的必要性。

保留卵巢功能的宫颈癌手术中切除输卵管是该手术的一个组成部分，但这并不是卵巢移位术必要的手术步骤，提倡切除输卵管是因为残留的输卵管不仅没有功能且可能并发炎症或者肿瘤。另外，值得注意的是，残留的输卵管也可能是宫颈癌转移累及的器官，因为目前对宫颈癌卵巢转移机制的研究中提到了卵巢转移可能与宫体受累通过输卵管种植卵巢有关[9]，所以切除输卵管不仅是为了避免输卵管转移的可能，同时也是为了降低卵巢转移的风险。

宫颈癌卵巢移位术是为了保留卵巢功能在术后放疗中不被破坏，移位卵巢因为内环境、血供等因素的改变，可能增加其病变的发生率，包括生理性反应性增生表现的卵巢增大、卵巢良性囊肿、原发卵巢恶性肿瘤等，宫颈癌术后治疗中存在的放化疗因素可能增加原发卵巢恶性肿瘤的发生率。在肿瘤治疗随访中，除了要评价移位卵巢的功能和测定体内激素水平，同时监测特异的卵巢肿瘤标志物 CA125、CEA 等，影像学彩超、CT 等检查也十分重要。在本病例中，患者随访腹部彩超、盆腹腔 MR、肿瘤标志物 CA125 等指标，为及时发现肿瘤及早干预治疗提供了保证。

综上，对于需要做保留卵巢功能的宫颈癌手术的患者，做好术前沟通、保留卵巢可能发生风险的知情告知、术前术中评价和术后观察随访，才可能在尽量保证患者术后生活质量的同时最大限度地降低卵巢转移的风险。

【参考文献】

[1] 马绍康,孙建衡.子宫颈癌卵巢转移 17 例分析 [J].中华妇产科杂志,1996,31(5): 305-307.

[2] AHMED M, RUBIO I T, KLAASE J M, et al. Surgical treatment of nonpalpable primary invasive and in situ breast cancer[J]. Nat Rev Clin Oncol, 2015, 12(11): 645-663.

[3] SUTTON G P, BUNDY B N, DELGADO G, et al. Ovarian metastases in stage IB carcinoma of the cervix: a Gynecologic Oncology Group study[J]. Am J Obstet Gynecol, 1992, 166 (1 Pt 1): 50-53.

[4] SHIMADA M, KIGAWA J, NISHIMURA R, et al. Ovarian metastasis in carcinoma of the uterine cervix[J]. Gynecol Oncol, 2006, 101(2): 234-237.

[5] WU H S, YEN M S, LAI C R, et al. Ovarian metastasis from cervicalcarcinoma[J]. Int J Gynaecol Obstet, 1997, 57(2): 173-178.

[6] TABATA N, ICHINOUE K, SAKURAGI N, et al. Incidence of ovarian metastasis in patients with cancer of the uterine cervix[J]. Gynecol Oncol, 1986, 61(2): 220-226.

[7] SANJUÁN A, MARTÍNEZ ROMÁN S, MARTÍNEZ-ZAMORA M A, et al. Bilateral ovarian metastasis on transposed ovaries from cervical carcinoma[J]. Int J Gynaecol Obstet, 2007, 99(1): 64-65.

[8] TOKI N, TSUKAMOTO N, KAKU T, et al. Microscopic ovarian metastasis of the uterine cervical cancer[J]. Gynecol Oncol, 1991,41(1): 46-51.

[9] SICAM R V, HUANG K G, LEE C L, et al. Treatment of fallopian tube metastasis in cervical cancer after laparoscopic ovarian transposition[J]. J Minim Invasive Gynecol, 2012, 19(2): 262-265.

（胡　婷　吴海静）

病例 14 盆腔脏器廓清术应用于综合治疗后进展的局部晚期宫颈癌 1 例临床诊疗分析

【病史摘要】

患者，女性，63 岁，因"宫颈鳞癌 ⅡB 期放化疗后 8 月，便血 2 月"于 2021 年 4 月 15 日入院。8 月余前，患者因"阴道不规则出血"检查确诊为宫颈鳞癌，分期为 ⅡB 期，接受 IMRT 1.9 Gy/25 f/47.5 Gy 外放疗，完成后补充行 6 Gy/4 f/24 Gy 后装放疗，放疗同期行 4 周期 TP 方案化疗。2 月前，患者出现便血，伴大便变细，表面附有少许黏液，无阴道不规则出血，无腹痛、腹泻，无血尿等不适。2021 年 3 月 25 日门诊行盆腔增强 MRI 检查示：宫颈软组织增厚占位，病灶大小约 4.4 cm × 4.3 cm × 3.7 cm，病灶侵及宫颈全层，双层宫旁受侵，邻近阴道壁、直肠前壁及膀胱后壁受侵，右侧输尿管下段受阻，以上输尿管扩张，请结合临床（图 14.1）。患者再次于门诊就诊，以"宫颈癌放化疗后侵及直肠、膀胱"收治入院。

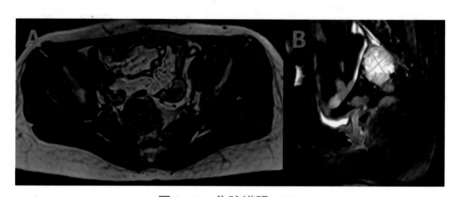

图 14.1 盆腔增强 MRI

既往病史：否认肝炎、结核病史；否认高血压、糖尿病、冠心病等病史；否认手术史、输血史；否认过敏史。

婚育史：初潮 12 岁，（5~7）天 /（25~30）天，末次月经 52 岁，月经周期规律，月经量中等，颜色正常，无明显痛经史。21 岁结婚，G1P1，1 子体健，丈夫体健。

家族史：否认家族性遗传病史及肿瘤病史。

入院查体：体温 36.3 ℃，心率 98 次 / 分，呼吸 20 次 / 分，血压 140/83 mmHg。

一般情况可，心肺查体（–），腹软，未扪及包块，无压痛及反跳痛。

专科检查：腹软，无压痛、反跳痛，叩诊呈鼓音，肠鸣音正常，无气过水声。

妇科检查：外阴阴性，阴道上 1/3 受侵僵硬，宫颈质硬结节状，直径约 5 cm，子宫萎缩，双附件区增厚，未扪及明显包块，双侧宫旁骶主韧带增厚缩短近达盆。

直肠指诊：距肛 4 cm 直肠前壁触及外压性肿块，占据肠腔 1/2，肠腔明显狭窄，退出指套血染。

【诊疗经过】

入院后完善相关检查。

2021 年 4 月 16 日，血常规示：白细胞计数 3.23×10^9/L，血红蛋白 77 g/L。血生化：肌酐 195 μmol/L。肿瘤标志物：鳞状细胞癌相关抗原（SCCA）18.22 ng/mL。

肠镜检查示：距肛 5~15 cm 直肠前壁外压性隆起，管壁僵硬，肠腔稍狭窄，局部黏膜明显充血、粗糙不平，血管网增多，取活检 3 枚。

2021 年 4 月 19 日，活检病理示：查见鳞状上皮肿瘤，结合免疫表型，可符合鳞癌累及。骨扫描未见明显异常。

2021 年 4 月 21 日，胸部 CT 平扫 + 全腹 CT 增强扫描示：宫颈软组织增厚占位，病灶大小约 4.9 cm × 4.1 cm × 4.0 cm，较 2021 年 3 月 25 日门诊行盆腔增强 MRI 显示稍增大，宫旁、邻近阴道壁、直肠及膀胱受侵，病灶与双侧输尿管下段分界不清，以上两侧输尿管及肾盂扩张积液，较前明显，右肾功能降低。腹膜后及双侧盆壁数枚小淋巴结，余未见明显异常。行 MDT 讨论，考虑患者为宫颈癌综合治疗后复发局部进展，目前无远处转移征象，建议行全盆腔脏器廓清术。

2021 年 4 月 22 日，在全麻下妇瘤科、泌尿外科、肠道外科三科联合行"腹腔镜下全盆腔脏器廓清术（子宫及双附件切除、全膀胱切除、直肠前切除）+ 乙状结肠直肠端端吻合术 + 回肠膀胱术"，术中见肿瘤位于宫颈，大小约 8.0 cm × 6.0 cm，质硬，肿瘤上方侵犯宫体，下方侵犯阴道上段，后方侵犯直肠前壁，前方侵犯膀胱三角区及双侧输尿管下段，双侧输尿管明显扩张，腹膜未见结节，腹腔内其他脏器未见确切新生物。手术操作过程如图 14.2 所示，术后盆腔情况及术后标本如图 14.3—图 14.4 所示。

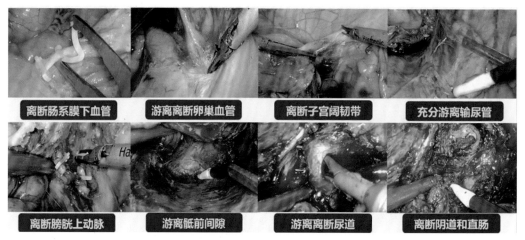

图 14.2　全盆腔脏器廓清术手术操作过程

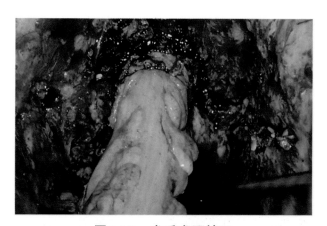

图 14.3　术后术区情况

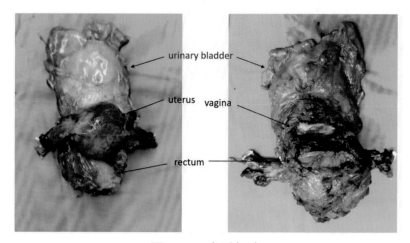

图 14.4　术后标本

术后病理示：宫颈查见中分化鳞状细胞癌，肿瘤累犯直肠、膀胱壁，脉管内癌栓易见，结合临床病史及肿瘤细胞免疫表型，符合宫颈来源。阴道、尿道、输尿管及肠道断端均未见确切癌累及。肿瘤细胞免疫表型：CK5/6（＋）、P63（＋）、P40（＋）、P16（弥漫＋）、P53（少量＋）、Ki67（＋，约 60%）。

术后患者未再行放化疗，随访至今，未见肿瘤复发征象。

【诊疗思路】

本例患者为宫颈癌ⅡB期规范化治疗后复发伴局部进展侵犯直肠、膀胱，并出现便血伴大便形状改变而就诊。完善 MRI 检查考虑宫颈癌治疗后复发侵及邻近直肠和膀胱，且肠镜活检病理证实为鳞癌，结合患者既往宫颈癌放化疗病史，明确为宫颈癌综合治疗后复发伴局部进展，相关影像学检查未发现远处转移。妇科、泌尿外科、肠道外科联合其他辅助科室行 MDT 讨论，考虑患者为复发性和难治性宫颈癌，患者近期已行放化疗，结合国内外文献，建议若患者及家属同意，可行全盆腔脏器廓清手术。遂三科联合行"腹腔镜下全盆腔脏器廓清术 + 回肠膀胱术 + 直肠低位吻合术"，手术过程顺利，术后无严重并发症。

【知识拓展】

盆腔脏器廓清术（Pelvic Exenteration）最早于 1948 年由 Brunschwig 报道用于局部晚期的复发宫颈癌[1]，是指整块切除膀胱、内生殖器官、直肠、部分乙状结肠、盆段输尿管、盆腔腹膜及淋巴结[2]。该术式根据切除盆腔脏器的范围可分为全盆腔脏器切除术、前盆腔脏器切除术和后盆腔脏器切除术，还可根据切除盆底组织程度分为肛提肌以上切除术和肛提肌以下切除术[2-4]。盆腔脏器廓清术可用于局部晚期的妇科恶性肿瘤、泌尿男生殖系恶性肿瘤或直肠恶性肿瘤，主要用于放化疗后复发伴局部进展的患者。目前，盆腔脏器廓清术只出现在复发宫颈癌的美国国立综合癌症网络（National Comprehensive Cancer Network，NCCN）指南中，对于其他恶性肿瘤均不作为常规推荐[4]。

盆腔脏器廓清术应用于妇科的主要适应证包括放化疗后局部复发进展的宫颈癌、子宫内膜癌、卵巢癌以及伴阴道、尿道、直肠受侵的外阴癌，且无盆腔以外淋巴结转移及远处转移灶[5]。盆腔脏器廓清术可选择开腹手术，也可选择腹腔镜下或机器人辅助手术，对肿瘤控制三者没有明显区别，可根据医疗条件及术者最擅长的手术操作进行合理选择[6]。

盆腔脏器廓清术手术范围广泛，既往手术并发症发生率和死亡率相当高，随着手术设备的改进、手术技术的提高、术后支持治疗的发展，目前手术并发症及死亡率明显降低。该术式常见的并发症包括出血、感染、肠梗阻、尿瘘、肠瘘等，放疗后患者尿瘘和肠瘘发生风险更高[7-8]。手术过程中的精细解剖、仔细操作，注意器官重建的血供以及术后加强营养支持及预防感染，可降低围手术期并发症。盆腔脏器廓清术是一项要求很高的手术，首先必须要保证肿瘤完整地整块切除，其次术后脏器功能重建也是手术的关键[9-10]。因此，选择合适的重建方式，可减少对患者生活质量以及社会活动的影响。

局部进展性宫颈癌以治愈为目的的治疗性盆腔脏器廓清术患者5年生存率已超过40%。文献报道术后无肿瘤残留的患者预后明显优于有肿瘤残留者，因此，完整彻底切除肿瘤者具有更好的预后。为提高患者生活质量而行盆腔脏器廓清术患者预后较差，5年生存率仅10%左右[11]。

【反思总结】

初诊局限性宫颈癌的治疗应该规范化，规范化治疗可以提高患者的肿瘤控制率，且复发后能更好地选择合理的治疗方案。

重视肿瘤治疗尤其是晚期肿瘤的多学科会诊的作用，加强多科协助。治疗前精准影像学分期和准确病理诊断是临床治疗的方向标，涉及多个器官的病变，病理诊断非常重要，不同病理类型，治疗方案千差万别。多学科协助可以为患者提供更合理的治疗策略。

对于综合治疗后复发伴局部进展的宫颈癌，除可以更换内科治疗方案外，在患者身体条件允许的情况下，应积极采用治疗性盆腔脏器廓清手术。本例患者选择此手术治疗，术后无明显并发症，且随访至今，患者仍无肿瘤复发生存。

综上，对于规范放化疗后复发伴局部晚期的宫颈癌患者，盆腔脏器廓清术不失为一种可选择的良好治疗方案。术前需充分评估，选择合适的患者并充分医患沟通，加强多学科资源整合和团队合作，整块彻底切除肿瘤达到切缘阴性，选择合适的器官功能重建是该手术成功的关键。

【参考文献】

[1] BRUNSCHWIG A. Complete excision of pelvic viscera for advanced carcinoma; a one-stage abdominoperineal operation with end colostomy and bilateral ureteral implantation

into the colon above the colostomy[J]. Cancer, 1948, 1(2): 177-183.

[2] BROWN K G M, SOLOMON M J, KOH C E. Pelvic exenteration surgery: the evolution of radical surgical techniques for advanced and recurrent pelvic malignancy[J]. Dis Colon Rectum, 2017, 60(7): 745-754.

[3] 阳志军, 李力. 盆腔脏器廓清术在妇科恶性肿瘤中的应用 [J]. 妇产与遗传 (电子版), 2012, 2(3):6-8.

[4] 胡君, 陶霞. 盆腔脏器廓清术在妇科恶性肿瘤中的应用进展 [J]. 中国妇产科临床杂志 , 2014, 15(4): 375-378.

[5] WESTIN S N, RALLAPALLI V, FELLMAN B, et al. Overall survival after elvic exenteration for gynecologic malignancy[J]. Gynecol Oncol, 2014, 134(3): 546-451.

[6] 刘继红, 黄鹤, 万挺. 盆腔器官廓清术在复发宫颈癌治疗中的价值 [J]. 中国实用妇科 与产科杂志 , 2018, 34(11): 1223-1226.

[7] PEACOCK O, WATERS P S, KONG J C, et al. Complications after extended radical resections for locally advanced and recurrent pelvic malignancies: a 25-year experience[J]. Ann Surg Oncol, 2020, 27(2): 409-414.

[8] GLANE L T, HEGELE A, WAGNER U, et al. Gynecologic oncology: pelvic exenteration for advanced or recurring cervical cancer - a single center analysis[J]. Cancer Diagn Progn, 2022, 2(3): 308-315.

[9] JAIN V, DEBNATH S, RAWAL S. Salvage robotic anterior pelvic exenteration for cervical cancer: technique and feasibility[J]. J Robot Surg, 2021, 15(6): 945-953.

[10] MARTÍNEZ-GÓMEZ C, ANGELES M A, MARTINEZ A, et al. Urinary diversion after pelvic exenteration for gynecologic malignancies[J]. Int J Gynecol Cancer, 2021, 31(1): 1-10.

[11] BOURAOUI I, BOUAZIZ H, TOUNSI N, et al. Survival after pelvic exenteration for cervical cancer[J]. J Obstet Gynaecol India, 2022, 72(1): 66-71.

（肖英明　胡　婷）

病例 15 宫颈胃型腺癌 1 例 临床诊疗分析

【病史摘要】

患者,女,47 岁,起病急,病程短,因"阴道流液 1 年余"于 2022 年 6 月 20 日入院。1 年前患者出现阴道流液、量少、蛋清样液体,无腰骶部不适,无尿频、尿急、尿血、便血、黑便等症状。行宫颈液基细胞学和宫颈 HPV 检测筛查未见明显异常。1 月前患者阴道流液加重,伴下腹部坠胀,遂至当地医院就诊,彩超检查示:宫颈混合回声,大小约 6.8 cm × 5 cm,建议至上级医院诊治。

2022 年 6 月 20 日,患者于四川省肿瘤医院妇瘤科诊治。

【诊疗经过】

完善相关检查。宫颈 HPV 检查结果呈阴性。全腹 MRI 平扫 + 增强示:宫颈增大,内见不规则囊实性肿块占位影,呈多房、分隔状,T1WI 呈等 / 稍低信号,T2WI 呈等 / 高信号,增强后实性成分及分隔较明显强化,病灶边界欠清,大小约 7.3 cm × 6.5 cm × 8.6 cm;病灶侵及宫颈全层,向下局部与阴道穹隆壁分界不清,余阴道壁未见确切受侵,宫体未见确切受侵,左侧宫旁局部脂肪间隙稍模糊,见少许强化条片影。宫腔内见微少量积液信号;双侧附件软组织稍增厚,左侧附件见 T2WI 高信号结节,大者约 2.2 cm × 1.5 cm。肿瘤标志物检测示:甲胎蛋白 7.84 ng/mL,稍高于正常范围(参考范围 0~7 ng/mL);糖类抗原 19-9、人附睾蛋白 4、血清 CA125 和癌胚抗原均正常。

妇科专科检查示:外阴未见明显异常;阴道通畅;穹隆受侵,宫颈见直径约 8 cm 肿瘤,质地硬,触血阳性;子宫正常大小;双侧宫旁组织弹性可;双附件区未扪及明显异常。行宫颈活检,活检样本镜下组织学形态示:宫颈表面见较正常的鳞状上皮;间质内腺体数量增多,部分腺体结构紊乱,腺上皮细胞异型性不明显,核分裂象不易见;增生腺体免疫表型结果:MUC-2(-)、MUC-5AC(+)、MUC6(+)、PAX-8(-)、CD10(-)、CDX-2(-)、CEA(个别腺体 +)、ER(-)、PR(-)、P16(-)、P53(+,60%)、Ki-67(+,15%)。结合临床表现、影像学检查显示病变范围、镜下组织学形态特征及免疫表型结果，符合宫颈胃型腺癌。

　　患者排除禁忌后于 2022 年 6 月 24 日开始行新辅助化疗，2 周期新辅助化疗后，病变改变不明显，排除手术禁忌后于 2022 年 9 月 26 日在全麻下行"经腹广泛性子宫切除术 + 双侧附件切除术 + 盆腔淋巴结切除术 + 腹主动脉旁淋巴结切除术 + 大网膜切除术 + 阑尾切除术 + 盆腔粘连松解术"。术后样本病理镜下组织学形态特征：本例为高分化宫颈胃型腺癌（图 15.1），腺体分化良好，腺腔不规则，部分腺体形成多分支、"蟹足"样形态，癌组织周围可见促纤维结缔组织反应，癌侵及纤维肌层全层，在大血管旁可见温和的腺癌成分。部分癌细胞具有丰富的嗜酸性胞质，其内可见空泡结构，细胞核内可见嗜酸小核仁；部分癌细胞胞核近腺体基底部，胞质含丰富的黏液，细胞边界清晰。

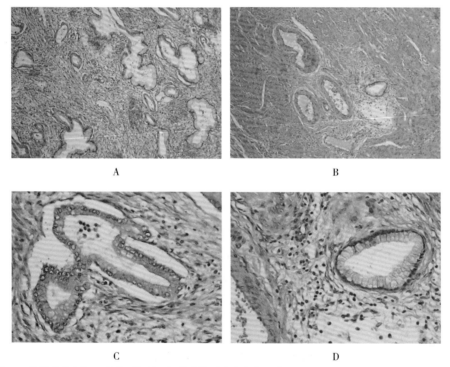

　　注：A. 腺体分化良好，腺腔不规则，部分腺体形成多分支、"蟹足"样形态，癌组织周围可见促纤维结缔组织反应；B. 腺癌浸润深部纤维肌层，在大血管旁可见温和的腺癌成分；C. 癌细胞具有丰富的嗜酸性胞质，其内可见空泡结构，细胞核内可见嗜酸小核仁；D. 癌细胞胞核近腺体基底部，胞质含丰富的黏液，细胞边界清晰

图 15.1　宫颈胃型腺癌

　　最终诊断：宫颈胃型腺癌（T Ⅱ AN0M0）。

　　患者后续继续行术后放化疗治疗，至 2023 年 12 月 10 日，随访无疾病复发、转移。

【诊疗思路】

子宫颈胃型腺癌病理形态学常常较温和，与良性的叶状子宫颈内膜腺体增生具有相似性。病因学与 HPV 感染不相关，各种文献都报道该类肿瘤很容易被漏诊，尤其是阴道镜下钳取的活检小组织，其不能提供较多肿瘤形态学特征及更深层次浸润性生长的依据，漏诊概率更高。

对于本例患者，长期阴道流液的临床症状具有强烈的提示意义，影像学检查提示宫颈明显增大、内见不规则囊实性肿块肯定了肿瘤性病变的诊断。此时的活检样本病理医生应非常仔细地观察，寻找宫颈胃型腺癌的证据，减少漏诊。如果临床的取样部位靠近宫颈外口，腺样成分较少，可提示临床尽量嵌取宫颈管处组织样本以利于取到肿瘤组织。

【知识拓展】

子宫颈胃型腺癌是一种 HPV 非依赖性浸润性腺癌，形态学显示伴有胃的幽门腺化生。2020 版 WHO 女性生殖道肿瘤分类不再推荐使用微偏腺癌、恶性腺瘤及 HPV 阴性的子宫颈黏液腺癌等名称，统一称为胃型腺癌[1]。

HPV 非依赖性腺癌的发病率明显低于 HPV 依赖性腺癌，胃型腺癌占全球所有宫颈腺癌的 10%~15%[2]，患者的平均年龄为 50~55 岁（范围 37~84 岁），明显高于 HPV 相关腺癌的患者年龄[3]。胃型腺癌常发生在宫颈管内，经常累及子宫内膜[4]。常具有明显的临床特征：出血和水样阴道分泌物。病因学研究显示宫颈胃型腺癌可见于 Peutz-Jeghers 综合征（种系 STK11 突变），其发病机制可能与叶状子宫颈内膜腺体增生有关，非典型小叶宫颈内膜腺体增生和胃型原位腺癌似乎是前体病变。宫颈胃型腺癌体积通常很大，平均大小为 38 mm（范围 21~55 mm）[2]，它们可以是息肉样或溃疡型。影像学（CT 或 MRI）检查可清晰地显示病变存在，因肿瘤侵犯至子宫颈纤维肌层，使子宫颈常呈桶状改变[5]。这种典型的影像学特征有助于病理医师做出病理诊断。

胃型腺癌标志性形态学特征是腺细胞具有丰富的苍白或透明的嗜酸性胞质、呈空泡或泡沫样，细胞边界清晰；细胞核多位于基底，可出现中到重度的异型性，核仁和核分裂象可见，但常常不明显，凋亡小体罕见[3]。细胞质中含有中性黏液，通过阿新蓝/PAS 特殊染色黏液呈浅粉红色，与正常宫颈内酸性黏液染成深紫色具有明显不同[6]。腺体的分化结构分布范围较广，从高分化到低分化均可见。高分化宫颈胃型腺癌（以前称为"微偏腺癌"）主要表现为形态温和的多分支、"蟹足"样形态腺体在纤维肌层内呈浸润性生长，肿瘤周围的促纤维结缔组织增生反应不明显；低分化宫颈胃型腺癌的腺体分化差，可以见到成簇的细胞团或单个散在的癌细胞，癌组织细胞核变化较大，可见具有大核仁的囊泡核。宫颈胃型腺癌的腺样结构也可以呈普通型宫颈腺癌或子宫内膜样腺癌改变[7]，细胞呈立方状、细胞质少或呈泡沫状改变，可见杯状细胞。淋巴血管浸润频繁，可见于48%的病例[8]。肿瘤紧邻厚壁血管，侵犯神经。出现癌性间质，肿瘤紧邻厚壁血管及神经侵犯更支持诊断。

癌细胞通常表达幽门腺特异性标志物HIK1083和MUC6，但MUC6的特异性稍差[9]。HIK1083和MUC6在胃型腺癌中的表达模式与在叶状子宫颈内膜腺体增生中的表达模式不同，前者可呈局灶性表达，后者通常呈弥漫性表达。PAX8、CAIX、CEA和CK7通常为阳性。CK20和CDX2可局灶阳性，HNF1β呈弱阳性。PAX2、ER和PR通常为阴性。p16通常呈阴性或斑驳阳性，但也有文献报道呈过表达；HPV病毒检测为阴性[10]。

【反思总结】

由于宫颈胃型腺癌的特殊生物学行为，使其早期诊断困难，治疗效果不佳，容易发生早期转移，预后差，所以病理诊断在宫颈胃型腺癌的诊疗中尤其重要，而病理诊断的难点在于鉴别诊断。

高分化子宫颈胃型腺癌需与叶状子宫颈内膜腺体增生进行鉴别：叶状子宫颈内膜腺体增生缺乏异型性、核分裂象和胃型分化等特征，同时也无浸润性生长模式。紧密结合临床症状及影像学检查结果有助于做出鉴别诊断，水样阴道分泌物和桶状宫颈支持宫颈胃型腺癌的诊断[11]。

中、低分化的子宫颈胃型腺癌需与普通型子宫颈腺癌鉴别：普通型子宫颈腺癌形态学无胃型分化，发病机制与HPV感染相关，所以可通过免疫组化检测p16表达情况或原位杂交检测HPV病毒状态做出鉴别诊断；普通型子宫颈腺癌呈p16弥漫强阳性、HPV RNAscope呈阳性表达，宫颈胃型腺癌p16呈阴性或斑驳阳性、HPV RNAscope呈阴性表达。

中、低分化的子宫颈胃型腺癌需与转移性腺癌鉴别：转移性腺癌患者通常具有相关肿瘤病史，胃肠道或胰胆管腺癌转移多见，转移性腺癌通常PAX-8呈阴性。

宫颈胃型腺癌与HPV相关的普通型宫颈腺癌相比，其侵袭性更强、宫外扩散和就诊时晚期的概率更高。无病生存期和总生存期明显更差[2]。预后不良与分化程度无关[12]，5年疾病特异性生存率仅为30%~42%[13]。

综上，子宫颈胃型腺癌与HPV感染不相关，病变常发生在子宫颈管；临床表现以腹痛和阴道水样分泌物多见，但这些症状缺乏特异性；高分化宫颈胃型腺癌镜下形态学特征温和、异型性不明显，易与良性病变相混淆。以上各种原因导致子宫颈胃型腺癌在筛查时易漏诊，发现时病变常为晚期，以致患者预后差、生存率低。了解和分析子宫颈胃型腺癌，有助于提高临床医生与病理医生对该类肿瘤的认识，提高确诊率，减少漏诊，最终达到早诊断早治疗，提高患者生存率、改善预后的目的。

【参考文献】

[1] The WHO classification of tumours editorial board. WHO classification of tumours of female genital tumours[M]. 5th ed. Lyon: IARC Press, 2020.

[2] HODGSON A, OLKHOV-MITSEL E, HOWITT B E, et al. International Endocervical Adenocarcinoma Criteria and Classification(IECC): correlation with adverse clinicopathological features and patient outcome[J]. J Clin Pathol, 2019, 72(5): 347-353.

[3] STOLNICU S, BARSAN I, HOANG L, et al. International Endocervical Adenocarcinoma Criteria and Classification(IECC): a new pathogenetic classification for invasive adenocarcinomas of the endocervix[J]. Am J Surg Pathol, 2018, 42(2): 214-226.

[4] KIDO A, MIKAMI Y, KOYAMA T, et al. Magnetic resonance appearance of gastric-type adenocarcinoma of the uterine cervix in comparison with that of usual-type endocervical adenocarcinoma: a pitfall of newly described unusual subtype of endocervical adenocarcinoma[J]. Int J Gynecol Cancer, 2014, 24(8): 1474-1479.

[5] KWON S Y, CHOE M S , LEE H W, et al. Minimal deviation adenocarcinoma of the cervix and tumorlets of sex-cord stromal tumor with annular tubules of the ovary in Peutz-Jeghers syndrome[J]. J Gynecol Oncol, 2013, 24(1): 92-95.

[6] KONDO T, HASHI A, MURATA S I, et al. Gastric mucin is expressed in a subset of endocervical tunnel clusters: type A tunnel clusters of gastric phenotype[J]. Histopathology, 2007, 50(7): 843-850.

[7] PIROG E C, PARK K J, KIYOKAWA T, et al. Gastric-type adenocarcinoma of the cervix: tumor with wide range of histologic appearances[J]. Adv Anat Pathol, 2019, 26(1): 1-12.

[8] KARAMURZIN Y S, KIYOKAWA T, PARKASH V, et al. Gastric-type endocervical adenocarcinoma: an aggressive tumor with unusual metastatic patterns and poor prognosis[J]. Am J Surg Pathol, 2015, 39(11): 1449-1457.

[9] HODGSON A, PARRA-HERRAN C, MIRKOVIC J. Immunohistochemical expression of HIK1083 and MUC6 in endometrial carcinomas[J]. Histopathology, 2019, 75(4): 552-

558.

[10] WADA T, OHISHI Y, KAKU T, et al. Endocervical adenocarcinoma with morphologic features of both usual and gastric types: clinicopathologic and immunohistochemical analyses and high-risk HPV detection by in situ hybridization[J]. Am J Surg Pathol, 41(5): 696-705.

[11] MIKAMI Y. Gastric-type mucinous carcinoma of the cervix and its precursors-historical overview[J]. Histopathology, 2020,76(1):102-111.

[12] NISHIO S, MIKAMI Y, TOKUNAGA H, et al. Analysis of gastric-type mucinous carcinoma of the uterine cervix - an aggressive tumor with a poor prognosis: a multi-institutional study[J]. Gynecol Oncol, 2019, 153(1): 13-19.

[14] 陈凌, 刘易欣, 赵澄泉. 宫颈胃型腺癌及其谱系病变研究进展 [J]. 中华病理学杂志, 2020, 49(8): 861-866.

（杨　红　胡　婷）

病例 16 Swyer 综合征合并左侧性腺无性细胞瘤1例临床诊疗分析

【病史摘要】

患者，女，23岁，因"体检发现盆腔包块1月余"于2020年8月11日入院（粤北人民医院，下同）。患者青春期至今无月经来潮，2016年6月9日，外院查性激素六项示：催乳素（Prolactin，PRL）10.7 ng/mL，促卵泡生成素（Follicle-stimulating Hormone，FSH）92.0 mIU/mL，促黄体生成素（Luteinizing Hormone，LH）33.4 mIU/mL，雌二醇（Estradiol，E2）13.8 pg/mL，孕酮（progesterone，PROG）0.49 ng/mL，睾酮（Testosterone，TESTO）25.5 ng/dL。B超示：幼稚子宫（25 mm×15 mm×17 mm），双侧卵巢偏小（左侧17 mm×17mm，右侧14 mm×13mm）。

2016年6月12日首次于粤北人民医院（下同）妇科就诊，完善垂体MR未见明显异常，建议行染色体检查，未遵嘱。

2020年7月17日体检B超提示盆腔包块，大小约15 cm×9 cm。

2020年7月22日盆腔MR示（图16.1）：①下腹部-盆腔巨大混杂信号影（范围约11.3 cm×9.6 cm×16.9 cm），病灶左侧见静脉团影，左侧卵巢静脉增粗，静脉提前显影，考虑左侧附件区肿瘤（卵巢性索间质类肿瘤？）伴动静脉瘘可能；②考虑幼稚子宫，双侧卵巢未见明确显示；③扫及腹主动脉旁（腰2椎体水平）似见增大淋巴结（冠状位较大，约1.9 cm×1.1 cm）。性激素六项示：PRL 36.39 ng/ml，FSH 59.83 mIU/mL，LH 35.26 mIU/mL，E2 19.50 pg/mL，PROG 0.715 nmol/L，TESTO 1.16 nmol/L；人绒毛膜促性腺激素（Human Chorionic Gonadotropin，hCG）109.7 mIU/mL、乳酸脱氢酶（Lactate Dehydrogenase，LDH）424.00 U/L、抗米勒管激素（Anti-Müllerian Hormone，AMH）0.01 ng/mL，AFP、CEA、CA199、CA125、HE4正常。腹部CT示：腹主动脉旁数个部分增大淋巴结（冠状位较大约1.9 cm×1.1 cm），考虑（部分）转移瘤可能。进一步完善染色体核型结果示：46XY。为求进一步治疗，门诊以"盆腔肿物、原发性闭经"收治入院。

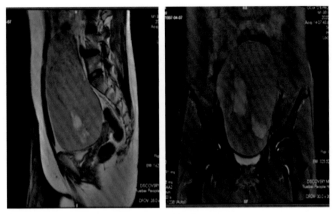

图 16.1 盆腔 MR

注:下腹部 – 盆腔巨大混杂信号影（11.3 cm×9.6 cm×16.9 cm）。既往史:无特殊。个人史及婚姻史:未婚,否认性生活史。月经生育史:青春期至今无月经来潮。家族史:无特殊。

【诊疗经过】

入院查体:体温 36.5 ℃,心率 76 次 / 分,呼吸 19 次 / 分,血压 116/70 mmHg。神志清楚、对答切题,乳腺发育不良,心肺查体（–）,腹软,下腹稍隆起。

专科检查:外阴小阴唇发育欠佳,阴毛稀少,见阴道口处女膜完整。肛查:触诊宫颈小,下腹部偏左侧可扪及一巨大包块,上界平脐,质硬,边界清,活动度欠佳,无压痛,子宫及双附件扪及不清。

入院后排除手术禁忌,于 2020 年 9 月 2 日在全身麻醉下行剖腹探查术,术中见:腹水无,子宫小,约 2 cm×1.5 cm,左侧卵巢实性肿物,约 17.0 cm×14.0 cm,表面光滑,左侧输卵管附着于肿物上,外观无明显畸形,右侧输卵管短小,右卵巢呈条索样。肝、胆、胰、脾、胃、小肠、大肠、双侧结肠旁沟未扪及肿物,主动脉旁淋巴结及盆腔淋巴结未扪及明显肿大。取腹腔冲洗液送病理检查,将左侧附件提出腹腔外,周围以切口巾保护,辨清左侧输尿管行程,高位结扎左侧骨盆漏斗韧带,完整切除左侧附件。台下剖视左侧附件:实性肿物,约 17 cm×14 cm,淡红色、鱼肉样,局部坏死囊性变。快速冰冻切片检查回报:无性细胞瘤,腹水未见癌细胞。请泌尿外科医师上台,再次探查盆腹腔未发现明显可疑男性性腺组织。向患者家属交代术中情况及冰冻结果,征求同意后行卵巢癌全面分期手术:全子宫切除 + 右侧附件切除 + 大网膜切除 + 盆腔淋巴结清扫 + 腹主动脉旁淋巴结切除术。

术后病理结果回示："左侧卵巢肿物"无性细胞瘤；免疫组化结果：瘤细胞 CD117（弥漫强＋），SALL-4（弥漫强＋），OCT4（弥漫＋），PLAP（部分＋），Ki-67（约60%＋），CD30（－），AFP（－），CK（－），EMA（－）；"子宫"萎缩性子宫内膜；"大网膜及各组淋巴结"未见癌累及。

修正诊断：①左侧卵巢无性细胞瘤ⅠA期；②原发性闭经：Swyer综合征。

【诊疗思路】

患者青春期至今无月经来潮，考虑原发性闭经，其常见原因有性腺发育障碍、米勒管发育不全及下丘脑功能异常等[1]。原发性闭经又分为第二性征存在的原发性闭经及第二性征缺乏的原发性闭经，该患者乳房发育欠佳、阴毛稀疏，B超提示幼稚子宫，考虑第二性征缺乏。同时LH、TSH高，需考虑高促性腺激素性腺功能减退、特纳综合征、46XX单纯性腺发育不全及46XY单纯性腺发育不全等相关疾病。患者进一步完善染色体核型结果为46XY，故此诊断为46XY单纯性腺发育不全，又称Swyer综合征[2]。由于存在Y染色体，患者在10~20岁时易发生性腺母细胞瘤或无性细胞瘤，结合患者盆腔肿物术后病检结果提示无性细胞瘤，考虑符合"原发性闭经：Swyer综合征"诊断。患者卵巢恶性肿瘤考虑ⅠA期，无须补充化疗，门诊密切随访，激素替代治疗。

【知识拓展】

Swyer综合征即46XY单纯性腺发育不全。1955年Swyer描述了两起性逆转案例，两名妇女原发性闭经，身材高大，女性生殖器、外阴阴道和子宫颈正常，然而染色体核型却为46XY，这些案例与当时所谓的"男性假性雌雄同体"的已知形式有所不同。其发病机制与SRY基因有关[3]，即Y染色体上11.3片段，该基因为性别决定区。据统计，10%~20%患有该综合征的女性在SRY基因的DNA结合区域缺失，其他睾丸决定因素的突变可能牵连。

本疾病诊断较为困难，患者多因原发性闭经或婚后不孕就诊，对于原发性闭经患者需要详细询问疾病病史，进行仔细的全身体格检查，尤其注意患者第二性征的发育情况，如乳房、喉结、阴毛、阴蒂等。完善性激素检验、妇科彩超以及染色体核型分析，以便与其他原发性闭经相关疾病相鉴别。Swyer综合征患者由于存在Y染色体，患者在10~20岁时易发生性腺母细胞瘤或无性细胞瘤，并随着年龄增长，恶变率增加，因此一经诊断，应尽早切除性腺[4]。

性腺切除后应给予雌/孕激素周期替代治疗，促进其第二性征的发育及防止骨质疏松。此外，在社会伦理方面，由于大多数患者按女性抚养，心理和社会性别均为女性，所以多选择继续维持女性社会性别。若手术中发现恶性肿瘤，需要进行手术分期病理分级，并根据术后病理结果考虑是否需要进行术后化疗。

【反思总结】

对疾病的认知不足会导致延误诊治[5-6]。患者初诊时查性激素结果提示 PRL、LH、FSH 较高，B 超提示幼稚子宫、双侧卵巢偏小，首先考虑常见的下丘脑功能异常引起可能，当时未发现患者乳腺、小阴唇发育不良、阴毛稀疏等问题。垂体 MR结果回示未见明显异常后建议完善染色体核型检查，患者当时因个人原因未遵嘱。医患双方均未引起对该疾病的重视，未对患者进行追踪随访。患者再次就诊时已是 4年后，此时患者左侧性腺已恶性变为巨大无性细胞瘤，错过了最佳治疗的时机。

治疗方案应个体化制订。患者盆腔巨大肿瘤，结合病史、查体、辅助检查及查询相关文献，考虑患者为 Swyer 综合征并发左侧卵巢无性细胞瘤可能性大。患者未婚未育，因考虑患者为 Swyer 综合征，术中需切除双侧性腺，因此未对患者是否行保留生育功能问题进行讨论，术前与患者及家属沟通，若为恶性肿瘤则行卵巢癌全面分期手术，无保留另侧附件及子宫意愿。根据术中冰冻病理结果再次与患者及家属沟通后行全面分期手术。术后查询相关文献发现国外曾报道个例 Swyer 患者切除双侧性腺后通过激素替代及试管婴儿技术成功受孕并分娩[7]，国内尚无报道。尽管完成生育概率微乎其微，术前仍应请生殖科医师会诊，完善多学科讨论，共同制订治疗方案。

综上，Swyer 综合征即 46XY 单纯性腺发育不全，发病率约为 1/10 万，15%~35%患者的性腺易发生肿瘤，其转化为生殖细胞恶性肿瘤风险极大，多发生于年轻患者，随着年龄增长，恶变率增加，因此一经诊断，就应尽早切除双侧性腺。患者早期常无明显临床症状，常因原发性闭经或婚后不孕就诊，在临床工作中容易被忽略。青春期女性应重视月经初潮问题，对于原发性闭经，尤其是针对第二性征缺乏的患者应注意染色体核型检查，以便明确诊断并尽早进行干预，改善患者预后。

【参考文献】

[1] KLEIN D A, PARADISE S L, REEDER R M. Amenorrhea: a aystematic approach to diagnosis and management[J]. Am Fam Physician, 2019, 100(1): 39-48.

[2] KING T F, CONWAY G S. Swyer syndrome[J]. Curr Opin Endocrinol Diabetes Obes, 2014, 21(6): 504-510.

[3] MICHALA L, GOSWAMI D, CREIGHTON S M, et al. Swyer syndrome: presentation and outcomes[J]. BJOG, 2008, 115(6): 737-741.

[4] FALLAT M E, HERTWECK P, KLIPSTEIN S. Swyer syndrome/46 XY gonadal dysgenesis: remove the tubes or not?[J]. J Pediatr Adolesc Gynecol, 2021, 34(6): 771-772.

[5] 李卓, 崔满华, 张曦文, 等. 46,XY 单纯性性腺发育不全 1 例 [J]. 疑难病杂志, 2018, 17(11): 1284-1285.

[6] 奚文裕, 李金萍, 李爱斌. Swyer 综合征合并一侧卵巢无性细胞瘤和性腺母细胞瘤一例诊治失误分析 [J]. 中华临床医师杂志 (电子版), 2011, 5(13): 3786-3789.

[7] TANEJA J, OGUTU D, AH-MOYE M. Rare successful pregnancy in a patient with Swyer Syndrome[J]. Case Rep Womens Health, 2016, 12: 1-2.

（罗　成　胡红波　万晓丽）

病例 17 腹腔镜下卵巢畸胎瘤切除术后特发性腹水 1 例临床诊疗分析

【病史摘要】

患者，女，46 岁，因"左附件切除术后 1 月余，腹胀痛 10 天余，加重 5 天"于 2019 年 9 月 21 日入院。

患者 2019 年 8 月 7 日因"左附件占位"于乐山市人民医院妇产科（下同）行腹腔镜下左侧附件切除术，术后病检提示：左卵巢成熟性囊性畸胎瘤，慢性输卵管炎，手术顺利，术后痊愈出院。术后 1 月余，即本次入院前 10 天，患者无明显诱因出现持续性全腹部胀痛，能忍受，无恶心呕吐、肛门停止排气排便等症状，予口服药物治疗后稍好转。5 天前腹部胀痛加重，行彩超提示：右侧卵巢内囊性占位，腹、盆腔积液（下腹部深约 8.0 cm，盆腔深约 3.1 cm）；行后穹隆穿刺出淡黄色清亮腹水，予腹水查肌酐未见明显异常，查血常规、肝功未见明显异常。行全腹 CT 提示：①右侧附件区囊性团块（大小约 5.5 cm×3.1 cm）；②宫颈稍增粗，强化欠均匀；③腹盆腔多处积液，腹膜、网膜水肿增厚呈絮状，系膜血管增粗，部分肠壁水肿；④扫及右下肺少许炎性病灶。于门诊行阴道后穹隆穿刺引流淡黄色腹水约 800 mL，引流腹水后腹部胀痛症状明显缓解。2 天前患者再次出现腹部胀痛、膨隆，偶有咳嗽、咳痰，于我院就诊，再次行阴道后穹隆穿刺引流腹水近 2000 mL，腹水常规及生化未见明显异常，血肿瘤标志物 CA125 349.3 U/mL。患者无阴道异常流血，无头晕头痛，无同房后出血，无午后盗汗，无畏寒发热，无咳嗽咯血，无排便困难等不适。门诊以"腹水待诊"收入妇产科。自患病来，患者睡眠可，精神、食欲欠佳，大小便正常，近 1 月体重增加 3 kg。

既往史：平素身体良好。7 年前于当地镇医院开腹行阑尾切除术。1 月余前于乐山市人民医院妇产科行腹腔镜下左侧附件切除术。余无特殊。

婚育史：29 岁结婚，配偶体健，夫妻关系和睦，G2P1，2001 年顺产 1 子，体健，无产伤大出血史，人工流产 1 次。

月经史：初潮年龄 16 岁，（3~4）天 /（28~30）天，经期规律，经量一般，无痛经。

家族史：母亲体健，父亲因"风心病"去世，同胞 3 人，均体健，否认家族中有传染病、遗传病及相同疾病史。

【诊疗经过】

入院查体：体温 36.2 ℃，心率 79 次 / 分，呼吸 18 次 / 分，血压 114/79 mmHg。一般情况可，心肺查体（－），腹部膨隆，未扪及包块，移动性浊音阴性，无压痛及反跳痛。

专科检查外阴发育正常；阴道通畅，黏膜光滑；宫颈光滑，子宫正常大小；双侧附件区未扪及明显包块，无压痛。

入院后抽血查甲状腺功能：游离 T3 3.41 pmol/L，游离 T4 11.02 pmol/L，促甲状腺激素 5.409 mIU/L；血沉：红细胞沉降率测定 35 mm/h；血常规：白细胞 12.05×10^9/L；肝肾功、电解质、自身抗体谱、结核杆菌 DNA 未见异常。腹水查尿肌酐 0.05 mmol/L，腹水生化常规、脱落细胞、腹水中未查见肿瘤细胞。心脏彩超、尿常规、24 小时尿蛋白定量未见明显异常。盆腔 CT 平扫＋增强示：右侧附件区囊实性团块，肿瘤可能；腹盆腔多处积液，腹膜、网膜水肿增厚呈絮状（转移？），系膜血管增粗，部分肠壁水肿；腹膜后、肠系膜区见多发小淋巴结显示。细菌培养＋鉴定示：培养 3 天无细菌生长。静脉肾盂造影未见明显异常。肠镜活检回示：①"盲肠"黏膜慢性炎伴多量浆细胞嗜酸性粒细胞浸润；②"升结肠"黏膜慢性炎伴多量浆细胞少量嗜酸性粒细胞浸润；③"降结肠"黏膜慢性炎伴多量浆细胞少量嗜酸性粒细胞浸润；④"乙状结肠"黏膜慢性炎伴多量浆细胞少量嗜酸性粒细胞浸润；⑤"直肠"黏膜慢性炎伴多量浆细胞少量嗜酸性粒细胞浸润。

患者入院后予以抗感染治疗 1 周，排除其他产生腹水的原因，综合多学科意见，后穹隆穿刺引流腹水 2 次，后复查彩超示：腹腔未见积液声像，病情缓解出院。

【诊疗思路】

本例患者术后发现腹腔积液首先没有考虑腹腔镜术后特发性腹水，开始对所有可能发生腹腔积液的原因进行相关排除。通过全面排查手术后可能引起的相关并发症，完善辅助检查排除内科相关疾病，通过多学科的协助诊治，完善相关资料检索及对比，最终诊断为腹腔镜术后特发性腹水。患者发现腹腔积液后积极对症治疗，完善相关检查，排除术后并发症，积极地引流及抗感染补液对症治疗，疾病迅速好转并避免了由低蛋白血症、感染等引起的相关并发症，患者数天后好转出院，随诊良好。

【知识拓展】

研究资料显示,妇产科相关手术发生腹腔积液的主要因素有消化系统、泌尿系器官、盆腔淋巴损伤,肝脏胰腺引起腹腔积液,还有找不到原因的腹腔积液等因素[1-3]。腹腔镜术后特发性腹腔积液是罕见的腹腔镜手术并发症之一,其相关研究和报道较少。妇产科腹腔镜术后特发性腹水的致病因素目前尚不清楚,相关文献报道其高危因素可能是手术的时间过长,术者操作不当,术中腹膜、肠系膜及大网膜毛细血管微循环因能量器械产生的热效应、电凝效应、化学刺激等反应而形成大量的血浆渗透液[4]。

腹腔镜术后特发性腹水诊断困难,只能逐项排查。首先,如果是手术后患者,须清楚患者进行的何种手术,手术过程中出现泌尿系统器官损伤的可能性。一旦腹腔出现大量积液,患者出现腹部不适,腹胀,双下肢出现凹陷水肿,要及时进行腹水的肌酐检查,排除是否尿瘘,完善蛋白的检查,排除是否低蛋白血症引起的腹腔积液。在原因不明时也要对症治疗,及时引流、抗感染、补充蛋白等,避免患者发生更严重的症状。其次,通过相关实验室检查出患者系血浆渗出液,还要排除消化、泌尿、淋巴系统损伤,在通过相关检查排除肝硬化、胰腺疾病产生腹水等原因后才能诊断。但到目前为止,学界没有统一的诊断标准。

【反思总结】

本例患者诊治的难点在于排除腹腔镜手术损伤引发腹腔积液以及内科疾病所致腹腔积液等因素,例如消化系统损伤、泌尿器官(特别是输尿管)损伤、盆腔淋巴损伤[5]。

内科疾病如盆腔结核、肿瘤、肝脏疾病、胰腺疾病等引发的腹腔积液,患者可能有腹胀、发热、腹痛、双下肢凹陷性水肿、腹部肌肉紧张、引流的腹腔积液可能浑浊等症状。本例患者系腹腔镜手术后,术后诊断考虑良性肿瘤,引流的腹腔积液的颜色、气味、性状、临床症状都不符合消化道系统损伤。

泌尿系统器官的损伤(主要是输尿管)引起大量腹腔积液,主要发生于手术后,如妇科恶性肿瘤手术,巨大的盆腔包块,粘连特别严重的子宫切除手术,复杂的子宫内膜异位症等,若术中未及时发现输尿管损伤,可通过术后产生的腹腔积液,观察其颜色、气味、性状,通过检测腹水的血清及尿液肌酐值来判断,若超过正常值,必要时可通过静脉肾盂造影排除泌尿系统器官损伤。

淋巴系统损伤也可产生大量腹腔积液,特别是考虑妇科恶性肿瘤,腹腔镜下腹膜后淋巴结切除,手术时间长,手术范围广,术后引流的腹水含有脂质、乳糜状这些性状可以鉴别。本例患者系良性肿瘤手术，未行淋巴结切除术，可排除淋巴系统损伤引起的腹腔积液。

在排除这些手术损伤引起腹水的基础上，还要对内科相关疾病引起的腹腔积液进行排除。肝硬化引起的腹腔积液多为慢性肝病患者失代偿期的表现，其病程比较长，同时伴有脾大、胃底食管静脉曲张、黄疸、营养不良表现等；胰腺疾病也可产生腹腔积液，临床上可有腹痛、恶心、呕吐等症状，特别是进食油腻食物后可发生；结核或者肿瘤也可产生腹腔积液，此类疾病多表现消瘦、低热、腹胀等，这些疾病可通过相关辅助检查及询问病史加以排除。此前报道的9例腹腔镜术后特发性腹水的患者，均是及时经彻底引流、补液、广谱抗生素预防感染、纠正电解质紊乱、根据血浆蛋白水平适当补充白蛋白等对症处理，患者数天后好转出院[6]，由此考虑腹腔积液有一定的自限性，此类患者的支持疗法最为重要。

综上，腹腔镜术后特发性腹水目前发病原因不明，积极排除外科术后引发的并发症后，积极支持疗法，患者预后良好。

【参考文献】

[1] ZHAO X, WANG M, HUANG X, et al. Idiopathic postoperative ascites after laparoscopic salpingectomy for ectopic pregnancy[J]. J Minim Invasive Gynecol, 2005, 12(5): 439-441.

[2] FERETIS M, BOYD-CARSON H, KARIM A. Postoperative ascites of unknown origin following laparoscopic appendicectomy: an unusual complication of laparoscopic surgery[J]. Case Rep Surg, 2014, 2014: 549791.

[3] VAN DER VOORT M, HEIJNSDIJK E A, GOUMA D J. Bowel injury as a complication of laaroscopy[J]. Br J Surg, 2004, 91(10): 1253-1258.

[4] 方梓羽, 曾定元. 妇科腹腔镜手术并发症及相关因素分析[J]. 实用妇产科杂志, 2013, 29(4): 290-293.

[5] KIM B S, YOO E S, KIM T H, et al. Chylous ascites as a complication of laparoscopic nephrectomy[J]. J Urol, 2010, 184(2): 570-574.

[6] 姜伟, 曹斌融, 林金芳, 等. 妇科腹腔镜手术后特发性腹水9例临床分析[J]. 中国内镜杂志, 2007, 13(5): 469-471.

（李沙 罗成 廖芸 万晓丽）

病例 18 黄体破裂合并长效抗凝血杀鼠剂中毒 1 例临床诊疗分析

【病史摘要】

患者，女，25 岁，因"停经 40 天余，下腹痛 25 天，加重 3 天"于 2021 年 9 月 22 日入院。患者末次月经 2021 年 8 月初。25 天前无明显诱因出现下腹痛，无发热、恶心、呕吐、阴道流血等不适，急诊入当地医院住院治疗，予以输血、氨甲环酸止血、禁食、吸氧、补液等治疗，因考虑腹腔活动性出血，建议患者转上级医院进一步治疗，患者及家属签字拒绝后自动出院。患者自诉出院后感轻微腹痛，无发热、头晕、乏力、阴道流血等不适，未予重视诊治。3 天前，无明显诱因感腹痛加重，起初患者自觉可以忍受，未予以重视诊治；后感腹痛持续加重，伴头晕、四肢乏力等不适，到乐山市人民医院（下同）就诊，急诊以"腹痛待诊：异位妊娠？黄体破裂？"收入我院妇科。

既往史：几年前患者于成都某医院确诊"精神分裂症"，自诉平日未服药治疗。1 年前于当地医院行腹腔镜下"卵巢囊肿"手术（具体不详）。否认糖尿病、高血压、心脏病、肾病、甲状腺疾病等病史。否认肝炎、结核等传染病史。否认外伤史，否认药物、食物过敏史。预防接种随当地进行。

婚育史：初潮 13 岁，（5~7）天 /30 天，末次月经 2021 年 8 月初，平素月经规律，经量正常，痛经，需口服止痛药物止痛。G1P1，4 年前顺产 1 女，健存，无流产史。

入院查体：体温 36.7 ℃，脉搏 87 次 / 分，呼吸 20 次 / 分，血压 99/51 mmHg。头颅及五官发育正常，重度贫血貌，意识清楚，精神差。双肺呼吸音清，未闻及干湿性啰音。心前区无隆起，心尖搏动不能明视，未触及震颤。听诊心率 87 次 / 分，律齐，心音正常，心脏各瓣膜听诊区未闻及杂音。腹膨隆，下腹部压痛明显，反跳痛，伴有肌紧张，未触及腹部包块，肝脾肋下未触及，肠鸣音正常，移动性浊音阳性。肾区位置无叩痛。

妇科专科检查：外阴发育正常；阴道通畅，阴道内可见少许暗红色血液；宫颈尚光滑，宫颈轻微举摆痛；子宫常大，活动度一般，无明显压痛、反跳痛；双附件区压痛，无明显反跳痛。

【诊疗经过】

2021年9月22日，经腹、经直肠超声：子宫前位，切面内径约4.9 cm×3.9 cm×4.7 cm，实质回声均匀，宫腔未见明显分离，宫内膜厚约0.9 cm。附件：右侧卵巢内探及大小约4.6 cm×3.9 cm无回声区，边界较清，内见絮状低回声，周边可见条索状血流信号，左侧卵巢轮廓不清，其内探及大小约2.3 cm×2.0 cm无回声区，边界较清，未见明显血流信号，盆腔：盆腔偏右侧探及范围约5.8 cm×2.5 cm不均质低回声，边界欠清，内可见较大范围约6.1 cm×1.7 cm不规则无回声区，未见明显血流信号，盆腔偏左侧探及范围约7.2 cm×3.3 cm不均质低回声，腹腔各间隙均探及无回声区，较深约3.5 cm。结果提示：盆腔偏左侧不均质低回声（占位？炎性？输卵管病变？），右侧卵巢内囊性占位（黄体囊肿？），左侧卵巢内囊性占位，盆腔偏右侧混合性占位（输卵管积液待排，包裹性积液？），腹、盆腔积液。

查凝血检测四项示：凝血酶原时间＞120.0秒，部分凝血酶原时间＞180.0秒，纤维蛋白原5.46 g/L，凝血酶时间13.9秒。血常规示：血红蛋白37 g/L，血小板432×10⁹/L，白细胞17.89×10⁹/L，红细胞比容18.2%，中性粒细胞84%。肝功能示：丙氨酸氨基转移酶7 U/L，天冬氨酸氨基转移酶14 U/L，碱性磷酸酶86 U/L，γ-谷氨酰基转移酶11 U/L；hCG＜2.0 mIU/mL。

入院诊断：①腹痛待诊：黄体囊肿破裂？②失血性休克；③凝血功能障碍；④精神分裂症。

患者重度贫血，部分凝血酶原时间与凝血酶原时间明显延长，但肝功、血小板检查提示正常，凝血功能障碍不符合典型失血性休克、DIC等表现，急请血液科会诊，再次与患者家属核实病史，诉患者三月前曾有可疑鼠药服用史，当时因"昏迷1小时"急诊入当地医院住院治疗，入院查凝血功能示：凝血酶原时间51.1秒，部分凝血酶原时间36.8秒，纤维蛋白原2.63 g/L，凝血酶时间10.9秒；血常规示：血红蛋白52 g/L，血小板605×10⁹/L，白细胞16.86×10⁹/L，红细胞比容18.2%。当地医院考虑"杀鼠剂中毒"，予以气管插管、补充维生素K1、补液等治疗。入院第三天复查凝血功能示：凝血酶原时间23.5秒，部分凝血酶原时间32.8秒；血常规示：血红蛋白64 g/L，血小板263×10⁹/L，建议患者继续住院治疗，患者坚决要求出院回当地医院继续治疗，但出院后未继续就诊及治疗。

我院血液科会诊后考虑患者凝血功能异常系杀鼠剂中毒所致，建议予以维生素K1 30 mg qd静脉滴注，输注红细胞悬液、新鲜冷冻血浆对症治疗，监测凝血功能等。在积极纠正贫血、输注维生素K1的同时，于全身麻醉下行剖腹探查术，术中见：

大量网膜及部分肠管与脐下腹壁致密粘连，盆腹腔内大量暗红色积血伴血凝块约2000 mL；右侧附件与盆侧壁致密粘连，粘连部位见大量机化的血凝块，清除血凝块后见右侧卵巢黄体破裂，破口长约3 cm，可见明显渗血，右侧输卵管迂曲肿胀，表面明显充血水肿，其内含淡黄色浑浊液体；子宫后方与直肠陷凹及部分肠管致密粘连；左侧附件区可见大量血凝块，清除血凝块后见左侧输卵管充血水肿，左侧卵巢未见明显异常。遂行"右侧卵巢黄体囊肿剥除 + 右侧输卵管切除 + 盆腔粘连松解术"。手术顺利，术中患者生命体征平稳，麻醉满意，术中出血约50 mL，补液1500 mL。

术后转重症监护室治疗1天后转普通病房继续治疗。

术后诊断：①右卵巢黄体囊肿破裂大出血；②右侧输卵管积液；③失血性休克；④凝血功能障碍；⑤盆腔粘连；⑥精神分裂症。

住院期间共输注红细胞悬液8 U、冷沉淀10 U、新鲜冰冻血浆450 mL，予以维生素K1 30 mg qd静脉滴注、抗感染对症治疗，住院8天后病情缓解出院。住院期间血常规及凝血功能结果如表18.1所示。

表18.1　患者住院期间监测血常规及凝血功能结果

	Hb (g/L)	HCT (%)	WBC (10⁹/L)	NEUT (%)	PLT (10⁹/L)	PT (s)	APTT (s)	FIB (g/l)	TT (s)	INR	FDP	D2
09-22 14:35	37	12.6	17.89	84.0	432	>120.0	>180.0	5.46	13.9			
09-22 20:46	52	16.6	11.23	75.3	198	17.3	49.5	3.52	14.6	1.45		
09-24 6:45	87	27.6	15.66	83.9	216	20.2	43.5	4.57	14.6	1.77		
09-26 8:09	69	22.0	7.98	66.9	264	17.4	48.6	5.21	16	1.46	6.65	2.98
09-29 8:08	73	23.6	7.57	66.9	355	14.7	36.2	3.94	17.2	1.18	8.0	2.63

术后病检回示：①"右侧输卵管"送检输卵管周围组织广泛出血，散在淋巴细胞、中性粒细胞浸润，未见确切绒毛组织；输卵管系膜囊肿。②"黄体"送检组织内大量出血，符合黄体破裂病理改变。嘱患者出院后继续于当地医院予以维生素K1 30 mg qd静脉滴注，3个月；定期复查凝血功能；精神科继续诊治；妇科及血液内科门诊随访等。

【诊疗思路】

本例患者入院初步诊断考虑黄体破裂大出血可能，患者于外院诊疗时予以止血、补液治疗后仍有活动性出血，部分凝血酶原时间及凝血酶原时间异常延长，血小板正常，因患者患有精神分裂症，三月前疑有鼠药服用史，请血液科医师会诊后予以维生素 K1 30 mg qd 静脉滴注对症治疗、监测凝血功能等处理。在积极纠正贫血及凝血功能异常的同时，急诊剖腹探查、祛除腹腔内病灶。术后继续予以维生素 K1 等治疗，监测凝血功能逐渐恢复正常。出院后嘱患者继续予以维生素 K1 治疗，定期复查凝血功能等。

【知识拓展】

灭鼠剂通常分为两代，第一代包括敌鼠酮、华法林、香豆素和氯鼠酮。第二代也是目前市售的大多数灭鼠剂，它的抗凝化合物是超级华法林（Long-acting Anticoagulant Rodenticide，LAAR），这些化合物包括 4- 羟基香豆素衍生物溴二氟康、溴敌隆和二芬酸康，以及茚二酮衍生物敌鼠酮和叶绿素酮，目前已广泛用于农业、餐饮业及其他行业的灭鼠防鼠工作[1]。长效抗凝血灭鼠剂从胃肠道吸收，其生物利用度因配方而异（固体与液体）[2]。摄入 LAAR 后的临床表现从无症状到活动性出血不等，出血是最常见的风险，可表现为血尿、鼻出血、月经过多、软组织瘀伤、关节出血、贫血、咯血以及腹膜后和颅内出血。通过皮肤接触吸收的情况罕见，其临床表现可为皮肤瘀点、鼻出血、牙龈出血和血尿，但严重者可能会出现颅内出血等更严重的并发症。LAAR 的中毒机制是抑制了维生素 K 的作用，进而使得维生素 K 依赖性凝血因子 Ⅱ、Ⅶ、Ⅸ 和 Ⅹ 等的合成受阻，若这些凝血因子低于正常值的 25%~30%，将会导致凝血酶原时间延长，凝血酶原时间通常表示为国际标准化比值（International Normalized Ratio，INR），部分凝血酶原时间也可以延长。由于血液循环中存在活性凝血因子，抗凝作用并不会在摄入 LAAR 后立即出现，通常会延迟数小时至数天[3]。

抗凝血杀鼠剂中毒诊断标准：①临床有多部位出血表现；②明确或可疑杀鼠剂接触史；③部分凝血酶原时间、凝血酶原时间延长，纤维蛋白原、肝功能、血小板、D-二聚体正常；④维生素 K1 治疗有效；⑤凝血因子 Ⅱ、Ⅶ、Ⅸ、Ⅹ 活性降低；⑥血液、呕吐物和（或）食物等样品中检测出抗凝血灭鼠剂。满足第 1—3 条即可以拟诊，加第 4 条可临床诊断，加第 5 和（或）第 6 条可确诊[4]。

在接触或是误食灭鼠剂后，应将患者转诊至有能力及时评估和处理凝血障碍的机构。如果患者无症状，则需要将患者送至可在 24 小时内获得凝血酶原时间结果的医院。对于有症状的患者，检测凝血酶原时间的同时输注悬浮红细胞、新鲜冷冻血浆和补充维生素 K1。可能需要数周甚至数月的补充维生素 K1 治疗来纠正凝血缺陷，血清溴二苯醚和叶绿素酮浓度有助于记录暴露情况并确定何时可以停止维生素 K1 治疗。失血性休克、鼠药中毒、DIC 血常规及凝血功能比较如表 18.2 所示。

表 18.2　失血性休克、鼠药中毒、DIC 血常规及凝血功能比较

	失血性休克	鼠药中毒	DIC
血红蛋白	< 120 g/L	< 120 g/L	< 120 g/L
血小板	$< 100 \times 10^9$/L	$100 \times 10^9 \sim 300 \times 10^9$/L	$< 80 \times 10^9$/L
PT	11~13 秒	明显延长	延长 ≥ 3 秒
APTT	23~37 秒	明显延长	延长 ≥ 10 秒

【反思总结】

　　育龄期妇女出现腹痛、妇科疾病可考虑异位妊娠、黄体破裂、卵巢包块蒂扭转、急性盆腔炎等，患者于外院初诊时，已予以止血、补液等对症治疗，出院后轻微感腹痛不适，再次就诊时，腹痛明显，宫颈轻微举摆痛、附件区压痛，盆腹腔积液，血 hCG < 2.0 mIU/mL。考虑为黄体破裂，但患者入院后，凝血时间明显延长，肝功、血小板正常，血红蛋白下降，与单纯黄体破裂导致的失血性休克、DIC 等不相符。因此，无明显原因急性出血的患者，血小板正常，凝血酶原时间、活化部分凝血活酶时间明显延长，凝血因子减少或活性下降，近期未服用抗凝药物，无出血病史和类似家族疾病史，无导致弥漫性血管内凝血的基础疾病，正常血浆能够纠正，在排除凝血功能障碍相关疾病后，应高度怀疑抗凝血杀鼠剂中毒。

　　在服用或直接接触杀鼠剂后 48~72 小时进行 PT 或 INR 的检测 [5]。血清溴二苯醚和叶绿素酮浓度有助于记录暴露情况并确定何时可以停止维生素 K1 治疗，血清溴二苯醚浓度低于 10 ng/mL 表明患者已脱离危险，出现凝血障碍的可能性较小，然而大多数医院不具备检测溴二苯醚或 LAAR 浓度的能力，需要将样本运送到专业的实验室进行分析，这也增加了疗效监测的难度。

　　随着抗华法林杀鼠剂的出现，溴敌隆作为一种更强效的杀鼠剂，已在世界各地得到开发和广泛应用。在过去几年中，每年都有很多误食溴敌隆杀鼠剂的病例报告。对于杀鼠剂中毒应提高警惕，在中毒早期，凝血水平可能正常，需要高度注意患者

的异常表现，例如头晕、疲劳、嗜睡和步态不稳[6]。出血患者的治疗包括维生素 K1 治疗、早期和快速纠正凝血病以治疗失血及其他对症综合治疗等。但对于杀鼠剂中毒，维生素 K1 是目前必选治疗药物，治疗时长因中毒剂量而定，最长治疗时间可达 1 年。但因国内多数医院尚无维生素 K1 口服剂型而需要通过注射使用，这给长期维持治疗带来一定困难，因此临床需警惕部分患者自行中断用药致病情反复的情况发生。

抗凝血杀鼠剂中毒起病隐匿，临床症状不典型，患者可能会出现难以诊断的持续性凝血障碍，临床医生必须意识到杀鼠剂中毒，以免延误诊断、治疗不当或治疗不充分导致患者死亡。临床医生应提高对抗凝血杀鼠剂中毒的认识，加强鉴别诊断。对明确或怀疑抗凝血杀鼠剂中毒应尽快予以适量维生素 K1 维持正常凝血功能，必要时予以新鲜冰冻血浆等血液制品，此外，在输注维生素 K1 注射液的过程中也应注意不良反应。

【参考文献】

[1] CARAVATI E M, ERDMAN A R, SCHARMAN E J, et al. Long-acting anticoagulant rodenticide poisoning: an evidence-based consensus guideline for out-of-hospital management[J]. Clinical Toxicology, 2007, 45(1): 1-22.

[2] LA ROSA F G, CLARKE S H, LEFKOWITZ J B. Brodifacoum intoxication with marijuana smoking[J]. Arch Pathol Lab Med, 1997, 121(1): 67-69.

[3] INGELS M, LAI C, TAI W, et al. A prospective study of acute, unintentional, pediatric superwarfarin ingestions managed without decontamination[J]. Ann Emerg Med, 2002, 40(1): 73-78.

[4] 邱泽武, 彭晓波. 重视抗凝血杀鼠剂中毒 全面提高临床诊治水平 [J]. 中华急诊医学杂志, 2014, 23(11): 1189-1191.

[5] HOLLINGER B R, PASTOOR T P. Case management and plasma half-life in a case of brodifacoum poisoning[J]. Arch Intern Med, 1993, 153(16): 1925-1928.

[6] LI Q, YU W, QU Y, et al. Acute toxic encephalopathy following bromadiolone intoxication: a case report[J]. BMC Neurol, 2021, 21(1): 8.

（唐　洁　周雪梅　万晓丽）

病例 19 卵巢平滑肌瘤 1 例临床诊疗分析

【病史摘要】

患者，女，34岁，因"体检发现盆腔肿物1天"于2023年11月7日入院。患者1天前于某体检中心常规体检，行妇科 B 超发现"子宫肌瘤"（大小约 8 cm×4 cm，未见报告）。患者平素便秘，4~7 天 / 次，无肛门坠胀、腹痛、尿频、尿急，建议患者进一步诊治。患者随后于乐山市人民医院（下同）妇科就诊，复查妇科阴道彩超提示：盆腔实性占位（子宫浆膜下肌瘤？不排除来源于左附件可能；阔韧带肌瘤？纤维瘤？大小约 7.8 cm×4.9 cm×4.0 cm，与子宫左侧壁紧邻，无明显分界，可见点状血流信号）。以"浆膜下子宫肌瘤？"收入院。

既往史：既往于某院确诊"甲状腺功能亢进症"，后予以碘131治疗，定期随访复查甲功，提示"甲状腺功能减退症"，予以优甲乐 25 mg/d 治疗。

婚育史：未婚，有性生活，G1P0，人工流产1次。

月经史：13岁初潮，经期 4~5 天，月经周期 27 天，末次月经 2023 年 10 月 25 日，经量正常，颜色正常，轻微痛经，经期规则，白带正常。

家族史：外婆患结肠癌去世。

入院查体：体温 36.4℃，脉搏 81 次 / 分，呼吸 19 次 / 分，血压 108/64 mmHg。一般情况可，心肺查体无异常，腹软，未扪及包块，无压痛及反跳痛。

妇科专科检查：外阴发育正常；阴道通畅，黏膜光滑；宫颈常大，质中，表面光滑；子宫前位，常大，形态规则，活动，无压痛；左侧附件区可扪及一大小约 6 cm×5 cm×5 cm 包块，质中，活动；右侧附件区未扪及明显包块。

【诊疗经过】

入院后完善相关检查，肿瘤标志物：HE4、CA125、CA199、CA153、AFP、CEA 未见异常。甲状腺功能七项：促甲状腺激素 12.943 mIU/L，甲状腺球蛋白抗体 8.70 IU/mL，甲状腺过氧化物酶抗体 640.40 U/mL。盆腔增强 CT（图 19.1）：盆腔内子宫左旁见一软组织团块影，边界清晰，局部与子宫紧贴，大小约 6.2 cm×5.2 cm×6.6 cm，增强后不均匀明显强化，强化程度稍弱于子宫，病灶由左侧子宫动脉供血；左侧附件显示不清，右侧附件区未见明显异常密度影；子宫形态、大小及密度未见明显异常；膀胱充盈欠佳，壁未见增厚，腔内未见明显异常密度影；盆腔未见明显肿大淋巴结影；盆腔未见积液。

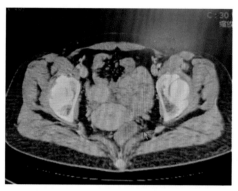

注：盆腔内子宫左旁软组织团块影，大小约 6.2 cm × 5.2 cm × 6.6 cm

图 19.1　盆腔增强 CT

排除手术禁忌证后，于 2023 年 11 月 10 日在全麻下行"单孔腹腔镜探查"，术中见：子宫宫底处可见散在直径约 1 cm 肌瘤样突起，左侧卵巢增大，内见一大小约 6 cm × 4 cm × 5 cm 灰白色包块，质硬。剖视：切面呈实性，编织样改变。

术中冰冻切片回示：梭形细胞肿瘤，倾向平滑肌瘤。

术后病检：结合免疫组化考虑平滑肌瘤。CK（-）、Vim（+）、Ki-67（约 1%+）、SMA（+）、Desmin（+）、H-caldesmon（+）、S-100（-）、CD10（-）、WT-1（+）、α-inhibin（-）、Calretinin（-）。术后随访至今患者无特殊不适。

【诊疗思路】

患者彩超提示附件区实性占位，入院后考虑诊断浆膜下子宫肌瘤，但卵巢性索间质细胞肿瘤、阔韧带肌瘤尚不能完全排除。故入院后进一步完善肿瘤标志物、盆腔增强 CT 等检查。完善检查后仍考虑浆膜下子宫肌瘤可能性大，排除手术禁忌证后行手术探查。

【知识拓展】

原发性卵巢平滑肌瘤是一种罕见的卵巢良性肿瘤。Sangalli[1] 于 1862 年报道其占卵巢良性肿瘤的 0.5%~1%。该病可发生于各年龄阶段，育龄期女性多见，单侧发病多见，但也有双侧的案例报道。因该病缺乏特异性临床表现，故临床诊断困难，易误诊。

肿瘤体积一般较小，故常无明显临床表现，多在手术、体检时发现或尸检中偶然发现。当肿瘤较大时可有腹胀或压迫症状，如腹痛、下肢水肿。当肿瘤发生扭转时可出现急性腹痛等症状。当伴有腹水及胸膜腔渗出时称为 Meigs 综合征[2]。

卵巢平滑肌瘤的发病原因尚不明确，目前认为其起源于卵巢门部血管、异位子宫内膜间质、阔韧带、卵巢皮质间质平滑肌。此外因卵巢平滑肌瘤的患者经常合并子宫肌瘤，故也认为其可能也与雌激素增高有关。本例患者同时也合并子宫平滑肌瘤。

因该疾病发病率低，临床上借助妇科检查很难与卵巢纤维瘤、颗粒细胞瘤、卵泡膜细胞瘤、无性细胞瘤、阔韧带肌瘤相鉴别。目前，临床上常采用超声、CT 或 MRI、CA125 进行辅助检查。CA125 可能升高[3]，但无特异性。CT 及 MRI 是彩超的有用补充检查手段，能清晰显示肿瘤内部成分，可帮助鉴别肿瘤的良恶性[4]，但也无法准确判断肿瘤来源（子宫浆膜下或卵巢）。超声呈低回声，典型者可见漩涡状回声，伴囊性变时内可见伴液性暗区，血流信号不明显。同时超声可动态观察、评估相邻组织间相对运动关系，部分按压腹部时可与子宫肌瘤相鉴别[5]。但其诊断作用局限，难以与其他卵巢肿瘤或带蒂肌瘤相鉴别。与子宫平滑肌瘤相同，卵巢平滑肌瘤也可发生变性，如囊性变、透明样变、钙化和出血。当囊性变时，彩超表现为实性肿物内伴有液性区，CT 表现为内部密度欠均匀，可能误诊为卵巢畸胎瘤[6]。也有部分患者卵巢平滑肌瘤巨大，对邻近器官压迫，合并囊性变时，磁共振表现为不规则软组织肿块影，T1WI 病灶呈等或略低信号，T2WI 病灶呈高低混杂信号，可能误诊为恶性肿瘤[7]。纤维瘤和卵泡膜细胞瘤，超声多呈低回声，后方衰减；磁共振 T1WI、T2WI 多为低信号，多伴有腹腔或胸腔积液，增强为轻度强化[5]。故卵巢平滑肌瘤术前通过辅助检查得出准确诊断较为困难[8]。本例患者术前检查均不排除子宫肌瘤，而平滑肌瘤最常见的部位是子宫，卵巢罕见，影像学检查易误诊，故需通过术中诊断及术后病理确诊。

对于卵巢纤维瘤及卵泡膜细胞瘤，因其剖面与平滑肌瘤漩涡状结构相似，HE 染色病理切片也很难作出准确诊断，其镜下结构通常均描述为梭形细胞良性肿瘤。在排除诊断时补充免疫组织化学染色：α-inhibin、Desmin、SMA 或 Masson's 三色染色。平滑肌瘤细胞可被 SMA、Desmin 和 Masson's 染色[9]，但不表达 α-inhibin。α 抑制素（α-inhibin）常在卵巢性索间质肿瘤的免疫组化中表达，故常用于鉴别性索间质肿瘤、卵巢颗粒细胞瘤。纤维瘤不表达 Desmin，SMA 阳性可排除卵泡膜细胞瘤。同时根据有丝分裂活性、肿瘤坏死、细胞学异型性等特征与平滑肌肉瘤相鉴别[1]。

原发性卵巢平滑肌瘤是一种良性肿瘤，通常采取手术治疗，手术治疗效果确切，具体手术方式需根据患者年龄、肿瘤大小、生育要求等情况综合考虑。对于年轻女性，可考虑保留生育能力的手术（肿瘤切除术）。对于年龄较大且无生育要求或肿瘤剥除困难者，可行患侧附件切除。在普通子宫肌瘤剔除手术时，仍需仔细探查双侧卵巢情况，必要时可行卵巢剖视检查。术后肿瘤通常无复发，即使是核分裂象活跃或不典型平滑肌瘤，随访均无复发，预后良好[10]。

【反思总结】

本例患者，CT 及彩超均提示实性包块，术中快速冰冻切片容易出现误诊，但术后常规病检可明确诊断。患者系育龄期女性，肿瘤为良性病变，术中采用肿瘤切除术，术后愈合好。因术后时间短，目前正在随访观察中。

综上所述，卵巢平滑肌瘤临床多无症状，虽罕见，但在临床工作的鉴别诊断中应予以考虑。尽管术前辅助检查作用局限，确诊需依靠组织病理学检查及免疫组织化学染色。因卵巢平滑肌瘤为良性疾病，手术治疗效果确切，通常无复发，预后良好。

【参考文献】

[1] DAVOR T, TANJA L, NEVEN T, et al. Primary ovarian leiomyoma asso-ciated with endometriotic cyst presenting with symptoms of acute appendicitis: a case report[J]. Diagn Pathol, 2009, 4: 25.

[2] KURAI M, SHIOZAWA T, NOGUCHI H, et al. Leiomyoma of the ovary presenting with Meigs' syndrome[J]. J Obstet Gynaecol Res, 2005, 31(3): 257-262.

[3] YUMRU A E, BOZKURT M, AYANOĞLU Y T, et al. The relation between the presence of a giant primary ovarian leiomyoma and the occurrence of epilepsy as a paraneoplastic syndrome[J]. Arch Gynecol Obstet, 2010, 281(3): 531-534.

[4] RAJABI P, HANI M, BAGHERI M, et al. Large ovarian leiomyoma in young woman[J]. Adv Biomed Res, 2014, 3(1): 88.

[5] 孟璐，宗璨，赵一婷，等. 卵巢平滑肌瘤的影像学特征 [J]. 中国医学影像技术，2016，32(4): 565-568.

[6] AGRAWAL R, KUMAR M, AGRAWAL L, et al. A huge primary ovarian leiomyoma with degenerative changes-an unusual[J]. J Clin Diagn Res, 2013, 7(6): 1152-1154.

[7] 李静，高春英. 卵巢平滑肌瘤囊性变合并腹壁平滑肌瘤 1 例 [J]. 中国现代医生，2023，61(5): 139-141.

[8] 赵丽娜. 卵巢平滑肌瘤合并巨大子宫平滑肌瘤的临床及影像学分析 [J]. 现代医用影

像学, 2018, 27(8): 2641-2644.

[9] 白瑞珍, 董若凡, 郁春晴, 等. 卵巢原发性平滑肌瘤 3 例报道 [J]. 诊断病理学杂志, 2019, 26(1): 41-43.

[10] KIM M. Laparoscopic management of a twisted ovarian leiomyoma in a woman with 10 weeks' gestation: case report and literature review[J]. Medicine(Baltimore), 2016, 95(44): e5319.

（周露秋　吴　羽　万晓丽）

病例 20 盆底重建术后伤口裂开伴网片暴露 1 例临床诊疗分析

【病史摘要】

患者，女，71岁，因"阴道肿物脱出2月余"入院。2月余前患者于长时间站立后出现阴道内肿物脱出感，行走时不适感加重，阴道口可扪及一组织物脱出，范围约2 cm×3 cm，卧床休息后脱出物可自行还纳，起初未予重视及诊治。患者阴道内肿物脱出感逐渐加重，脱出物逐渐变大，一般日常活动均有不适症状，伴排尿略困难、便秘，时有阴道少量黄色分泌物，分泌物偶呈血性，无明显臭味，无尿频、尿急、尿痛、尿失禁，无腹痛、腹泻、发热等症。于1周余前至当地县人民医院就诊，妇科检查考虑盆腔器官脱垂，宫颈液基细胞学检查未见异常，白带常规提示:清洁度Ⅲ度，细菌性阴道炎+，未见滴虫、霉菌，予阴道上药治疗1周。今为求手术治疗，复查白带常规无异常，门诊以"子宫脱垂"收入妇科。患病至今，精神、睡眠、食欲可，排尿略困难，有便秘，体重无变化。

既往史:高血压病史5年余，收缩压最高达160 mmHg，平素不规律服用珍菊降压片降压，未密切监测血压，日常无心悸、胸闷、胸痛等不适;余无特殊。

月经史:初潮14岁，4~6天/28~30天，49岁绝经。平素月经规则，绝经后近2月时有阴道少量黄色分泌物，分泌物偶呈血性。

婚育史:20岁结婚，配偶体健，近年已无性生活。

体格检查:血压148/86 mmHg，余生命体征平稳，全身浅表淋巴结无肿大及压痛。头颅无畸形。眼睑无水肿、下垂及闭合不全，巩膜无黄染。心肺查体无特殊，腹软，无压痛及反跳痛，双下肢无水肿、触痛。

妇科检查:外阴萎缩;阴道通畅，黏膜光滑，分泌物不多;宫颈萎缩，中度糜烂观，无触血、触痛;子宫萎缩，质中，无压痛;双附件区未扪及包块，无压痛。嘱患者增加腹压见:阴道前壁完全脱出于阴道口外，阴道后壁稍脱垂、尚未脱出阴道口外，子宫颈部分脱出于阴道口外，子宫体位于阴道口内。盆腔器官脱垂定量（Pelvic Organ Prolapse Quantitation，POP-Q）分期系统评分如表20.1所示。

表 20.1　POP-Q 评分情况

Aa	+1.5	Ba	+3	C	+0.8
Gh	5	Pb	2.5	TVL	7
Ap	−2	Bp	−1.2	D	−1.2

入院诊断：①阴道前壁膨出Ⅲ度；②子宫脱垂Ⅱ度；③阴道后壁膨出Ⅰ度；④高血压病。

【诊疗经过】

入院后给予监控血压，查血常规、尿常规、凝血分析、肝肾功、电解质、空腹血糖、感染性标志物、心电图、胸片、腹部及泌尿系彩超、心脏彩超、肺功能、双下肢静脉超声未见明显异常。颈部血管彩超提示：无名动脉分叉处粥样硬化斑块形成。

排除手术禁忌，患方在充分知情基础上行保留子宫的前盆底重建术（经阴道置入 TiLOOP Total4 网片）。术中见：阴道前壁与膀胱粘连、解剖层次欠清晰，余无特殊。手术经过尚顺利，无明显异常。

术后给予静滴头孢呋辛钠 1.5 g q8h，2 天，预防感染；皮下注射低分子量肝素钠注射液 5000 IU qd 预防血栓（术后 24 小时开始用药）；补液对症等治疗，阴道内填塞碘伏纱卷于术后 48 小时取出，拔除尿管，术后复查血常规无明显异常。

患者术后第 7 天出现阴道少许流血，呈暗红色，无腹痛、发热等症，查体可见少许暗红色淤血自宫颈口附近伤口流出，阴道前壁伤口愈合好，无明显红肿，挤压无波动感，予阴道消毒处理，密切观察患者阴道流血等情况。患者阴道少许流血持续，色暗红。

术后第 10 天查见阴道前壁伤口处少许裂开，可见血凝块及暗红色淤血，未见活动性出血，无明显红肿，予阴道消毒擦洗治疗。

术后第 11 天查见阴道前壁伤口有少许血凝块附着，部分裂开，伴红肿，可见网片暴露，伤口分泌物有异味，考虑盆底重建术后伤口裂开伴感染，复查血常规未见明显异常，予静滴头孢呋辛钠 1.5 g q8h 联合奥硝唑氯化钠 0.5 g q12h 抗感染、碘伏棉球消毒阴道、停用低分子量肝素钠治疗。之后检查见阴道前壁伤口完全裂开，网片暴露，阴道前壁伤口红肿略改善。

经科内讨论、充分与患方沟通，于术后第 14 天在全身麻醉下行"阴道壁清创缝合术"。术中予以清除创面可吸收缝线、血凝块及阴道壁伤口欠新鲜的质脆组织，稀碘伏水反复冲洗创面，之后 2-0 可吸收缝线间断缝合关闭阴道前壁创口（保留置入的 TiLOOP Total4

网片）；阴道内填塞碘伏纱布（术后 48 小时取出）。第二次手术后给予静滴头孢呋辛钠 1.5 g q8h 联合奥硝唑氯化钠 0.5 g q12h 抗感染治疗 5 天，运动疗法预防血栓。

第二次手术后第 8 天患者痊愈出院。之后密切随访复诊，目前已随访 2 年余，患者无主观不适，盆腔器官解剖复位良好，二便通畅，术后无性生活需求而未有性生活，对预后较满意。

【诊疗思路】

本例患者盆腔器官脱垂主要为阴道前壁、膀胱膨出，其脱垂程度及症状重，影响日常生活，具有手术指征。术前完善相关辅助检查，排除手术禁忌，经充分沟通后手术方式确定为保留子宫的前盆底重建术（经阴道置入 TiLOOP Total4 网片），患者手术适应证明确，手术按照操作常规进行。患者 71 岁，合并高血压，术后深静脉血栓形成的风险分级为高危，遂先给予机械预防，术后 24 小时开始皮下注射低分子量肝素钠防止血栓形成。患者术后第 7 天开始阴道少许出血，术后第 11 天开始阴道伤口裂开伴感染，且合并网片暴露，积极给予抗感染、伤口消毒等处理，感染有所控制，患者网片暴露面积较大，保守治疗效果欠佳，直接拆除则存在较大的医患纠纷隐患，经科内讨论、与患方充分沟通，患方在充分知情的基础上行阴道壁清创缝合术，术中清除可吸收缝线、血凝块及欠新鲜的质脆组织，反复冲洗消毒后给予可吸收缝线间断性缝合关闭阴道前壁创口等处理，术后继续有效抗感染对症治疗，患者最终预后良好。

【知识拓展】

盆腔器官脱垂（Pelvic Organ Prolapse，POP）是老年女性较常见疾病，手术治疗分为重建性手术和封闭性手术，截至目前，还没有公认的最佳手术方式，每种手术都有其各自的风险利弊。经阴道植入网片的盆底重建手术作为其中之一，我国妇科盆底学组推荐其适应证主要为：盆腔器官脱垂术后复发的患者、60 岁以上重度脱垂（阴道前壁膨出为主）的初治患者，尤其是不能耐受经腹手术的患者[1]。该术式在盆腔器官脱垂患者治疗中的价值不可否认，但由于担心经阴道植入网片存在安全性问题，该术式的争议较大，我国、欧洲一些国家的相关诊疗指南仍将该术式作为可选择方式之一，但美国、加拿大、澳大利亚等国家已禁止经阴道植入网片在盆腔器官脱垂患者中的应用。建议后期开展经阴道植入网片治疗盆腔器官脱垂时，仍需在充分告知（按照《中华人民共和国民法典》有关要求，需详细告知病情、医疗措施、替代医疗方案及各自优缺点等）的基础上进行。

手术部位感染与否取决于许多因素的相互作用，包括患者健康状况、切口类别及其污染程度、抗生素预防性治疗、外科医生的技术等。其中，切口类别是手术部位感染的重要危险因素，许多影响伤口愈合的患者因素（如吸烟、年龄较大、血管疾病、肥胖、营养不良、糖尿病、免疫抑制治疗）也是手术部位感染的危险因素 [2-3]。多种预防措施可降低手术部位感染的发生率，如避免在有急性感染的患者中进行择期手术、规范使用预防性抗生素、保持无菌状态 [4]；良好的手术技术，亦有助于降低手术部位感染的发生风险，包括合理使用电外科技术（避免过度使用导致局部区域组织坏死）、精准解剖、轻柔牵拉、有效止血、清除坏死组织、消除死腔、用生理盐水冲洗组织以避免过度干燥、无张力关闭伤口、尽量缩短闭合抽吸引流时间 [3]。老年患者常存在阴道萎缩，围手术期局部应用雌激素是否有助于降低网片相关并发症尚存争议，一项回顾性队列研究和一项随机对照研究均提示局部应用雌激素并没有降低网片相关并发症的发生率 [5-6]。

围手术期血栓栓塞性疾病的发病率高、危害极大，近年已得到广大医务工作者的高度重视。对于术后血栓形成高危人群应积极给予机械性和 / 或药物预防，低分子量肝素钠作为最常用药物之一，因其优越的抗栓作用、对血小板功能影响小而深受好评，但在临床实践中亦发现，部分患者使用药物预防血栓后出现手术部位出血的不良事件，究其缘由，是否为药物、手术技术不佳、患者个体差异或综合因素所致尚不知晓。而手术部位的出血又常常是切口感染或愈合不良的危险因素，或两者相辅相成。围手术期血栓的预防可参阅相关国内专家共识 [7]、相关药物说明书等，然而，针对我国人群的盆底重建手术的最佳预防性药物剂量及持续时间尚不知晓，有待后续高质量研究。

不同文献报道的网片相关并发症发生率不一，目前缺乏高质量的循证医学证据来支持网片暴露的最佳治疗方式。针对网片暴露并发症，我国的诊疗指南推荐：未感染患者可局部应用雌激素，必要时手术拆除暴露的网片并进行无张力缝合；合并慢性感染或者脓肿患者，应尽可能完全拆除网片 [1]。来自英国的多中心、随机对照试验提示，总体的网片并发症发生率为 12%，大多数患者网片暴露面积较小（< 1 cm²）或无症状，常以日间病例进行部分清除，其中一例因严重感染于术后 2 周内行全部网片拆除 [8]。

【反思总结】

针对阴道前壁膨出为主的手术方式有多种，各有利弊，在部分国家已禁止经阴道植入网片在盆腔器官脱垂患者中应用的背景下，该手术方式是否为最优选择尚需进一步探讨，期待基于我国人群的大样本研究结果呈现。

本例患者盆底重建术中阴道前壁切口使用可吸收缝线连续性缝合，术后伤口出现出血、完全性裂开伴感染、网片大面积暴露。在连续性缝合过程中若缝线磨损严重或术后局部张力突然增加，均存在缝线断裂可能，而一旦断裂，在伤口未愈合情况下便存在切口彻底裂开可能，相对于间断性缝合，后者是否更有利于降低伤口裂开与感染发生率有待进一步研究探讨。

本例患者术后短期内出现网片大面积暴露伴急性感染，经积极综合治疗，虽然经历了遗憾的非计划再次手术，但最终保留住了网片、预后较好，为类似患者的诊疗多提供了一份临床经验，该处理方式是否值得临床推广尚需进一步研究证实。

综上，盆腔器官脱垂是中老年妇女较常见的良性疾病，重度脱垂患者日常生活常受到严重影响，该疾病临床处理相对棘手，手术治疗方式繁多、各有优缺点，经阴道植入网片的盆底重建术便是其中之一，其治疗效果相对确切，但存在网片相关特有并发症，较常见的有网片暴露、网片挛缩、疼痛、感染、泌尿系统问题、出血和器官穿孔等，部分并发症处理较棘手，甚至效果不佳，并发症最佳处理方式相关的循证医学证据亦相对不足，有待更深入的研究。

【参考文献】

[1] 中华医学会妇产科学分会妇科盆底学组. 盆腔器官脱垂的中国诊治指南(2020年版)[J]. 中华妇产科杂志, 2020, 55(5): 300-306.

[2] PRÉVOST N, GAULTIER A, BIRGAND G, et al. Compliance with antibiotic prophylaxis guidelines in surgery: results of a targeted audit in a large-scale region-based French hospital network[J]. Infect Dis Now, 2021, 51(2): 170-178.

[3] CALDERWOOD M S, ANDERSON D J, BRATZLER D W, et al. Strategies to prevent surgical site infections in acute-care hospitals: 2022 update[J]. Infect Control Hosp Epidemiol, 2023, 44(5): 695-720.

[4] BERRÍOS-TORRES S I, UMSCHEID C A, BRATZLER D W, et al. Centers for disease control and prevention guideline for the prevention of surgical site infection, 2017[J]. JAMA Surg, 2017, 152(8): 784-791.

[5] CADISH L A, WEST E H, SISTO J, et al. Preoperative vaginal estrogen and midurethral sling exposure: a retrospective cohort study[J]. Int Urogynecol J, 2016, 27(3): 413-417.

[6] SUN Z, ZHU L, XU T, et al. Effects of preoperative vaginal estrogen therapy for the incidence of mesh complication after pelvic organ prolapse surgery in postmenopausal women: is it helpful or a myth? A 1-year randomized controlled trial[J]. Menopause, 2016, 23(7): 740-748.

[7] 郎景和, 王辰, 瞿红, 等. 妇科手术后深静脉血栓形成及肺栓塞预防专家共识 [J]. 中华妇产科杂志, 2017, 52(10): 649-653.

[8] GLAZENER C M, BREEMAN S, ELDERS A, et al. Mesh, graft, or standard repair for women having primary transvaginal anterior or posterior compartment prolapse surgery: two parallel-group, multicentre, randomised, controlled trials(PROSPECT)[J]. Lancet, 2017, 389(10067): 381-392.

（任王静　夏秀英　万晓丽）

病例 21　胎盘部位滋养细胞肿瘤致子宫破裂1例临床诊疗分析

【病史摘要】

患者,女,50岁,因"阴道少量流血3天,下腹痛15小时余"于2022年3月3日入院。末次月经时间2022年1月。3天前患者无明显诱因出现阴道少量流血,患者自以为月经来潮,未予以重视及诊治。15小时前患者无明显诱因出现持续性下腹痛,难以忍受,放射至肩背部及会阴部,伴肛门坠胀感,改变体位无缓解,感恶心、呕吐,无心慌、胸闷、头晕、乏力等症,就诊于外院行全腹CT提示:盆腔内见一团状软组织密度影,最大截面约9.4 cm×7.2 cm,边界不清,另盆腔内多发片团状高密度影,考虑积血可能;盆腹腔较多积液,建议手术治疗,患者遂夜间急诊入我院(乐山市人民医院,下同)。患者自患病以来,精神、睡眠、食欲欠佳,二便正常,体重无明显变化。

既往史:2007年行剖宫产术,余无特殊。

婚育史:初潮13岁,(3~4)天/30天,末次月经时间2022年1月,既往月经周期规律,月经量中等,颜色正常,无明显痛经史。21岁结婚,G5P2,顺产1女,剖宫产1男,人工流产3次(最后一次妊娠时间约为10余年前),无产伤大出血史,丈夫体健。

家族史:父亲体健,母亲因意外已故,同胞共7人,家中无传染病及遗传病史。

入院查体:体温36.2 ℃,心率100次/分,呼吸18次/分,血压114/72 mmHg。一般情况可,心肺查体阴性,腹软,下腹部压痛阳性,轻微反跳痛。

妇科专科查体:外阴发育正常;阴道通畅,阴道内可见少许鲜红色血液;宫颈常大,基本光滑,宫颈口可见鲜红色血液流出,宫颈举痛摇摆痛明显;子宫增大约2月孕大,外形不规则,宫体压痛阳性;左附件区扪及大小约10.0 cm×9.0 cm包块,活动度欠佳,压痛阳性,右侧附件区未扪及明显包块,压痛阳性。

【诊疗经过】

入院后急诊完善相关检查及配血,查尿妊娠试验阳性。妇科彩超提示:子宫前方偏左侧探及范围约10.2 cm×9.0 cm×4.7 cm不均质低回声团,边界欠清,内部回声不均;盆腔探及深约2.6 cm积液声像,其内透声欠佳;腹腔肠间隙探及深约3.3 cm无回声区;

子宫肌壁低回声团。

入院诊断：盆腹腔内出血，异位妊娠破裂？卵巢囊肿破裂？其他？

急诊行"单孔腹腔镜探查术"，术中见：盆腹腔内可见大量血凝块约 800 g，不凝血约 1700 mL；子宫增大约 2 月孕大，形态不规则，左侧宫角处膨大，约 5.0 cm×4.0 cm，呈蓝紫色，表面可见破口伴活动性出血，子宫表面散在 10 余个大小不等的蓝紫色结节，约 1~3 cm，蓝紫色结节内含质朽组织；双侧附件外观未见明显异常。于子宫肌层注入稀释后的缩宫素 10 U，用丝线沿宫角膨大处缝扎，用单极电钩切开宫角的膨大处，其内弥漫质朽组织清除困难，术中出血多，且不能排除恶性可能。术中与患者家属沟通病情，改行"全子宫切除+双侧附件切除术"。切下组织剖视：子宫肌壁间遍布蓝紫色结节，大小 1~3 cm 不等，子宫腔正常大小，宫腔左侧壁可见病灶浸润，宫颈光滑，未见明显新生物。术中输入悬浮红细胞 8 U 及新鲜冰冻血浆 400 mL。

术后病理结果示：胎盘部位滋养细胞肿瘤（Placental Site Trophoblastic Tumour，PSTT）。免疫组化：HPL（+++）、α-Inhibin（+++）、GATA3（+++）、CD10（+++）、P53（+）、P40（-）、P63（-）、Ck5/6（-）、P16（-）、SALL4（-）、hCG（个别细胞+）、Ki67（阳性率约 40%）。

术后行颅脑+胸部+全腹增强 CT 扫描提示：头颅未见明显异常；双肺散在数个（>30个）实性结节影，右侧较大者位于右肺上叶前段，大小约 1.0 cm×1.0 cm，左侧较大者位于左肺尖，大小约 1.6 cm×1.8 cm，部分实性、部分呈淡薄磨玻璃样；阴道残端左侧增厚，不均匀强化，余未见明显异常。

患者现已完成依托泊苷+顺铂/依托泊苷+甲氨蝶呤+放线菌素 D（EP/EMA）方案共 8 周期化疗，检查无异常，肿瘤无复发。

【诊疗思路】

本例患者入院初步诊断考虑异位妊娠破裂、卵巢囊肿破裂可能，腹腔内积血较多，有急诊手术指征，遂进行"腹腔镜探查术"，但术中发现子宫破裂，子宫占位性质不明，可疑恶性肿瘤，但夜间急诊无术中冰冻病理，且患者系 50 岁围绝经期女性，遂建议家属行"全子宫切除+双侧附件切除术"，待术后病理结果决定下一步治疗方案。术后病理证实为胎盘部位滋养细胞肿瘤，后续患者按胎盘部位滋养细胞肿瘤规范治疗，预后良好，随访中。

【知识拓展】

胎盘部位滋养细胞肿瘤（PSTT）起源于中间型滋养细胞，是一种较为罕见的妊娠滋养细胞肿瘤（Gestational Trophoblastic Neoplasm，GTN），约占所有妊娠滋养细胞肿瘤的 2%[1]，好发年龄为 32 岁左右的育龄期妇女，目前病因仍不明确，胎盘部位滋养细胞肿瘤的基因型多为二倍体，大多起源于女性胚胎，可能来源于双源基因产物的正常妊娠或完全性父源性葡萄胎，拥有至少一个来源于父系的染色体[2]。胎盘部位滋养细胞肿瘤既可继发于足月产、早产、流产，也可继发于葡萄胎等。不规则阴道少量流血为最常见的临床表现，极少数因肿瘤侵犯血管或致子宫破裂时可引起大量出血[3]。绝大多数患者会出现血 hCG 低水平的升高，通常低于 1000 U/L，超声及 CT 等影像学检查部分可发现子宫占位或血流信号异常，但缺乏特异性，不能作为诊断的主要手段，需通过术后病理检查才能确诊[4]。病理特点为形态单一的胎盘种植部位的中间型滋养细胞，免疫组化特点为 P63 阴性，HPL 阳性，Ki67 通常大于 10%[5]。

胎盘部位滋养细胞肿瘤对于化疗药物的敏感性远不如其他类型的妊娠滋养细胞肿瘤，因此"全子宫切除 + 双侧输卵管切除术"是首选的治疗方案，若术中发现病灶较大、浸润较深者可考虑行盆腔淋巴结活检术。对于无转移性的即 FIGO 分期为 I 期的胎盘部位滋养细胞肿瘤患者，如无不良预后因素，术后可直接观察，不良预后因素包括距前次妊娠的时间间隔 ≥ 2 年、深部浸润、有坏死、有丝分裂指数 > 5 个 /10 个高倍视野。对于转移性或者复发的胎盘部位滋养细胞肿瘤患者通常需要手术联合多药化疗，联合化疗方案可选择：依托泊苷 + 甲氨蝶呤 + 放线菌素 D/ 依托泊苷 + 顺铂（EMA/EP）方案、依托泊苷 + 顺铂 / 依托泊苷 + 甲氨蝶呤 + 放线菌素 D（EP/EMA）方案、紫杉醇 + 顺铂 / 紫杉醇 + 依托泊苷（TP/TE）方案等。无转移性患者的生存率约为 100%，转移性患者的生存率为 50%~60%[6]。

与其他类型 GTN 相比，血 hCG 虽不能作为胎盘部位滋养细胞肿瘤的一个可靠诊断指标，但仍应作为术后监测指标之一，《2023 NCCN 妊娠滋养细胞肿瘤临床实践指南（第 1 版）》推荐使用 FDG–PET–CT 进行随访，检查时间为化疗结束时，以及其后每 6~12 个月 1 次，共 2~3 年[7]。

【反思总结】

诊疗思路的拓展可使患者从中获益。本病例中，因患者系夜间急诊入院，腹腔出血多，需及时进行手术探查，术中肉眼可疑恶性肿瘤，但无术中冰冻病理，考虑患者系 50 岁围绝经期女性，无生育要求，遂及时建议家属行全子宫切除术，术后证实为胎盘部位滋养细胞肿瘤，使患者避免了二次手术。

病理诊断在胎盘部位滋养细胞肿瘤的诊断中起着至关重要的作用。胎盘部位滋养细胞肿瘤患者的血 hCG 处于较低水平，通常低于 1000 U/L，影像学检查亦缺乏特异性，最终确诊还需要准确的病理诊断。

治疗后规范的随访是及时发现肿瘤复发的关键。影像学的检查是胎盘部位滋养细胞肿瘤患者随访的关键内容，随访期间出现疾病复发或进展需及时予以化疗。

综上，胎盘部位滋养细胞肿瘤在临床上罕见，主要表现为异常阴道少量流血，极少数因肿瘤侵犯血管或导致子宫破裂引起大量出血，因发生率低，临床上容易忽视，本病例提醒妇科医师在诊疗工作中应注重诊疗思路的拓展，最大程度地使患者受益。

【参考文献】

[1] GADDUCCI A, CARINELLI S, GUERRIERI M, et al. Placental site trophoblastic tumor and epithelioid trophoblastic tumor: Clinical and pathological features, prognostic variables and treatment strategy[J]. Gynecol Oncol, 2019, 153(3): 684-693.

[2] FENG X, WEI Z, ZHANG S, et al. A review on the pathogenesis and clinical management of placental site trophoblastic tumors[J]. Frontiers in oncology, 2019, 9: 937.

[3] NGAN H, SECKL M, BERKOWITZ R, et al. Diagnosis and management of gestational trophoblastic disease: 2021 update[J]. Int J Gynaecol Obstet, 2021, 155 Suppl 1(Suppl 1): 86-93.

[4] ZHAO J, LV W, FENG F, et al. Placental site trophoblastic tumor: a review of 108 cases and their implications for prognosis and treatment[J]. Gynecol Oncol, 2016, 142(1): 102-108.

[5] HUI P. Gestational trophoblastic tumors: a timely review of diagnostic pathology[J]. Arch Pathol Lab Med, 2019, 143(1): 65-74.

[6] ABU-RUSTUM N R, YASHAR C M, BEAN S, et al. Gestational Trophoblastic Neoplasia, Version 2.2019, NCCN Clinical Practice Guidelines in Oncology[J]. J Natl Compr Canc Netw, 2019, 17(11): 1374-1391.

[7] 王丽娟，王东雁，林海雪，等.《2023 NCCN 妊娠滋养细胞肿瘤临床实践指南（第 1 版）》解读 [J]. 中国实用妇科与产科杂志, 2023, 39(1): 68-74.

（许　婷　彭迎春　万晓丽）

病例 22 子宫平滑肌瘤伴腹膜播散性平滑肌瘤病 1 例临床诊疗分析

【病史摘要】

患者，女，36岁，因"检查发现子宫肌瘤1年，增大增多1天"于2022年3月15日入院。患者自诉1年前于当地县人民医院体检，B超提示"子宫肌瘤，大小约2.0 cm（未见报告单）"，建议随访观察。平素无经量增多、经期延长、痛经等不适。10天前因停经34天，自测尿hCG阳性，1天前于乐山市人民医院（我院，下同）妇科门诊行B超检查，提示：右侧附件区条状低回声（输卵管病变？大小约3.0 cm×1.4 cm），右附件区条状中等稍高回声（增粗输卵管？大小约5.4 cm×3.2 cm，边界欠清），双侧附件区低回声（肌瘤？），子宫肌瘤（肌壁间多个低回声，较大位于后壁，大小约8.7 cm×5.5 cm×8.6 cm，边界较清，内呈融合状），宫腔内泡状暗区。门诊以"多发性子宫肌瘤；宫内早孕？"收治入院。

既往史：20年前因"阑尾炎"于外院行"阑尾切除术"，16年前以及5年前于外院分别行剖宫产各1次，9年前于外院行腹腔镜下子宫肌瘤剥除术（具体不详），余无特殊。

婚育史：20岁结婚，配偶体健，G4P2，异位妊娠1次，剖宫产1子1女，均体健。

月经史：初潮14岁，7天/30天，末次月经时间2022年1月30日，月经周期规律，月经量正常，颜色正常，无明显痛经史。

家族史：否认家族中有传染病、遗传病及相同疾病史。

入院查体：体温36.5 ℃，心率97次/分，呼吸18次/分，血压123/76 mmHg。一般情况可，心肺查体未见明显异常，腹软，可见既往手术瘢痕，无压痛及反跳痛。

妇科专科检查：外阴发育正常；阴道畅；宫颈基本光滑；子宫前位，增大如孕4月，外形不规则，活动稍差，质中，无压痛；左附件区扣及一大小约5.0 cm×3.0 cm包块，质地中等，无压痛；右附件区扣及一直径约8.0 cm包块，活动度稍差，无压痛。

初步诊断：①多发性子宫肌瘤；②双侧附件占位：输卵管积液？卵巢囊肿？③宫内早孕？

【诊疗经过】

入院后完善相关术前检查，排除手术禁忌后，于 2022 年 3 月 16 日在全麻下行"腹腔镜检查术"，术中见：子宫增大如孕 4 月，表面弥漫分布大小不等的肌瘤样包块凸起，最大者位于子宫后壁，大小约 9 cm×8 cm×7 cm，子宫左侧后壁与部分小肠致密粘连，子宫后壁与直肠广泛粘连，直肠上提封闭子宫直肠凹陷，子宫前壁与膀胱粘连至膀胱上提；左卵巢增大如 6 cm×5 cm×3 cm 大小，内含一黄体囊肿，近骨盆漏斗韧带端可见一直径约 2 cm 肌瘤样结节；左输卵管缺如；右侧输卵管近伞端系膜处可见一直径约 2 cm 肌瘤样结节；右卵巢外观无明显异常。盆腹膜满布大小不等的肌瘤结节，最大直径约 4 cm，膀胱表面、直肠表面、小肠表面、肠系膜根部、中腹部左侧腹膜表面、大网膜表面均匀散在大小不等肌瘤结节，最大直径约 2 cm；肝胃表面未见明显占位病变；大网膜与右侧盆壁及肠管较致密粘连。结合术前与患者及家属沟通病情及手术方式，患者无生育及保留子宫意愿，术中再次与患者家属沟通后行"腹腔镜下子宫全切 + 盆腹腔肿物切除 + 左卵巢囊肿剥除 + 右侧输卵管切除 + 大网膜部分切除 + 肠管肿物切除 + 肠修补 + 膀胱肿物切除 + 盆腔粘连、肠粘连松解术"。

术中冰冻切片病理回示：子宫平滑肌瘤、宫内查见胎盘绒毛组织，符合妊娠；慢性子宫颈炎。

术后完善全腹增强 CT 检查提示："子宫及双侧输卵管切除术后"改变，腹盆腔散在结节，较大径线者长约 1.4 cm。

术后最终病理检查回示：①（子宫）子宫多发性平滑肌瘤、子宫腺肌症、子宫腔内妊娠、慢性子宫颈炎伴灶区 C1N Ⅱ级；腹膜肿物、大网膜肿物、肠系膜肿物、膀胱肿物、左卵巢肿物、右输卵管均为平滑肌瘤；上述平滑肌瘤核分裂相计数约 1~5 个 /10 高倍视野，平滑肌瘤表面腹膜均见炎性坏死。②（左卵巢）滤泡囊肿，黄体囊肿。

免疫组化示：Vim（＋），SMA（＋），Desmin（＋），H–Caldesmon（＋），CD10（灶 +），Ki67（约占 10%＋），HMB–45（－），CK（－），S–100（－），P53（－），P16（－），STAT–6（－）。

综上，符合子宫多发性平滑肌瘤合并腹膜播散性平滑肌瘤病病理改变，并急性腹膜炎。修正诊断：①子宫多发性平滑肌瘤；②腹膜播散性平滑肌瘤病；③宫内早孕；④左卵巢黄体囊肿；⑤子宫腺肌病；⑥宫颈上皮内瘤变Ⅱ级；⑦盆腔粘连；⑧肠粘连。

出院后嘱患者皮下注射戈舍瑞林 3.6 mg，每 28 天 1 次，治疗 3 个疗程后继续口服米非司酮 10 mg 每天 1 次，持续 2 年。

术后随访，患者预后可，未诉特殊不适；术后 6 月及 18 月分别复查全腹增强 CT，结果均提示盆腔少许小结节，较大者长径约 0.6 cm。

【诊疗思路】

本例患者既往有子宫肌瘤病史，9 年前曾行"腹腔镜下子宫肌瘤切除术"（术中肌瘤取出方式不详）。1 年前复查彩超提示子宫肌瘤体积较小，之后复查彩超提示子宫肌瘤迅速增多长大。患者无继续妊娠意愿、无后续生育要求，经充分沟通后患者明确要求不保留生育功能行"子宫全切除 + 输卵管切除术"。术中探查发现盆腹腔内播散性肌瘤病变，遂予以一并切除。术后复查全腹增强 CT 提示有腹盆腔散在小结节，故予以戈舍瑞林结合米非司酮的后续治疗方案。患者预后良好，目前正在随访中。

【知识拓展】

子宫平滑肌瘤伴腹膜播散性平滑肌瘤病（Leiomyomatosis Peritonealis Disseminate，LPD）是一种罕见疾病，通常为良性，预后良好。自 1952 年 Wilson 和 Peale [1] 首次描述以来，文献报道百余例。大多数患者为怀孕或有长期口服避孕药使用史的育龄妇女，很少发生在男性 [2] 或绝经后女性 [3]。患者常无明显症状，其特征是腹膜分布多个白灰色结节，直径在几毫米到 10 cm 不等 [4]。这些病灶通常位于盆腔器官的浆膜层以及腹部的腹膜上壁、肠系膜、网膜、结肠和肝脏。典型病例中，大多数结节直径 < 1 cm（称微瘤），类似腹膜癌。因此术前超声、CT 或 MRI 等影像学检查多怀疑为恶性肿瘤。其病因和病理生理学仍不清楚，多数腹膜播散性平滑肌瘤病可能起源于间皮下的多潜能间充质细胞化生，偶也可能来自盆腹腔腹膜化生。腹膜播散性平滑肌瘤病的发生和发展可能与雌激素、孕激素水平有关。在消除激素刺激后，如妊娠后腹膜播散性平滑肌瘤病可以消退或保持稳定。大多数腹膜播散性平滑肌瘤病通常不需要根治性切除。恶性变或并发平滑肌肉瘤者极为罕见。

【反思总结】

腹膜播散性平滑肌瘤病发病机制的激素理论。腹膜播散性平滑肌瘤病是间充质干细胞暴露于高水平的女性性激素（雌激素和黄体酮）化生所致。因为腹膜播散性平滑肌瘤病主要发生在育龄妇女，尤其是怀孕、有长期口服避孕药使用史或接受过激素替代治疗的妇女，在分娩、停止使用口服避孕药或切除双侧附件后，肿瘤也趋于缩小。然而，在更年期女性、男性和婴儿中也诊断出少数腹膜播散性平滑肌瘤病病例，因此，激素理论不能完全解释腹膜播散性平滑肌瘤病的发病机制。

腹腔镜子宫肌瘤分碎术导致的医源性播散理论。关于腹腔镜子宫肌瘤切除术或子宫切除术伴肿瘤分碎术后发生医源性腹膜播散性平滑肌瘤病的报道越来越多[5-6]，据推测，分碎术有可能将子宫或肌瘤的小碎片留在腹腔内，这可能导致腹膜间充质细胞化生，进而促进腹膜播散性平滑肌瘤病的发展[7]。

总之，腹膜播散性平滑肌瘤病目前发病机制尚不明确，对于子宫良性肿瘤使用分碎术需要严格按照规范流程进行充分的术前评估，并且实行分碎术时应在密闭式分碎袋中进行，保障无瘤原则，尽可能地避免医源性腹膜播散性平滑肌瘤病的发生。对于某些怀疑肉瘤变的患者，开腹手术是明智且正确的手术路径[8]。

综上，腹膜播散性平滑肌瘤病是一种罕见的良性疾病，预后良好，主要影响育龄期的年轻女性。由于病例罕见，因此腹膜播散性平滑肌瘤病病因及临床治疗方案仍存在争议。一些学者认为需要切除全子宫双附件及全部肿瘤，而部分学者认为腹膜播散性平滑肌瘤病是良性疾病，可以保守性治疗。国内多数学者认为对年龄在 40 岁以上、病变严重的无生育要求的患者可行卵巢切除手术，并尽可能切除肉眼可见的肿瘤；对于 40 岁以下者，尽量保留卵巢，过早的卵巢去势会影响生活质量。同时术后加用抗雌激素药物预防复发，患者需长期随访，及早发现复发病变、及早治疗。

【参考文献】

[1] WILLSON J R, PEALE A R. Multiple peritoneal leiomyomas associated with a granulosa-cell tumor of the ovary[J]. Am J Obstet Gynecol, 1952, 64(1): 204-208.

[2] YAMAGUCHI T, IMAMURA Y, YAMAMOTO T, et al. Leiomyomatosis peritonealis disseminata with malignant change in a man[J]. Pathol Int, 2003, 53(3):179-185.

[3] GEBRESELLASSIE H W. Leiomyomatosis peritonealis disseminata in postmenopausal women: a case report with review of literature[J]. Int Med Case Rep J, 2016, 9: 309-312.

[4] GAICHIES L, FABRE-MONPLAISIR L, FAUVET R, et al. Leiomyomatosis peritonealisis disseminata: Two unusual cases with literature review[J]. J Gynecol Obstet Hum Reprod, 2018, 47(2): 89-94.

[5] YURI T, KINOSHITA Y, YUKI M, et al. Leiomyomatosis peritonealis disseminata positive for progesterone receptor[J]. Am J Case Rep, 2015, 16: 300-304.

[6] GERASHCHENKO A V, FILONENKO T G, GOLUBINSKAYA E P, et al. Morcellation-induced leiomyomatosis peritonealis disseminata: a rare case report[J]. Iran J Med Sci, 2019, 44(1): 60-64.

[7] LU B, XU J, PAN Z. Iatrogenic parasitic leiomyoma and leiomyomatosis peritonealis disseminata following uterine morcellation[J]. J Obstet Gynaecol Res, 2016, 42(8): 990-999.

[8] 朱熠, 石宇, 刘红, 等.《实施腹腔镜下子宫(肌瘤)分碎术的中国专家共识》解读[J]. 肿瘤预防与治疗, 2020, 33(8): 633-673.

（张 鹏 罗 成 郑兰英 万晓丽）

病例 23 子宫腺肌病并不孕高强度聚焦超声治疗后妊娠 1 例临床诊疗分析

【病史摘要】

患者，女，36 岁，因"发现子宫腺肌病 5 年，痛经伴经量增多 3 年"于 2019 年 8 月 30 日入院。患者自诉 2014 年体检行彩超示子宫腺肌病（未见报告），当时无月经周期紊乱、经量增多、痛经等症状。患者未予重视及诊治。2016 年，患者无明显诱因开始出现痛经、经量增多（较前增加约 1/3，每周期浸透日用卫生巾约 8 张），痛经能忍受，未服用止痛药，患者未予重视及处理。近 3 年来患者痛经逐渐加重（经期需服用止痛药），经量逐渐增多（每周期浸透日用卫生巾约 10 张），其间患者自行口服中药治疗（具体不详），无明显好转。2015 年患者因未避孕未孕 1 年余于某生殖医院就诊，彩超提示子宫腺肌病（未见报告）；输卵管造影提示子宫内膜轻度粘连，右侧输卵管通畅，左侧输卵管未显影。2016 年行体外受精（In Vitro Fertilization，IVF）助孕 3 次，第一次黄体期短效长方案，第二和第三次均为孕激素下的卵巢刺激方案（Progestin Primed Ovarian Stimulation，PPOS），获卵 4/2/4 枚，受精 1/1/3 枚。2016 年鲜胚移植 1 枚，未着床。2018 年行宫腔镜检查示宫腔形态正常，病检未见异常。2018 年鲜胚移植 2 枚，未着床。

2019 年 8 月 8 日，患者为求进一步治疗就诊，阴道彩超示：子宫不均匀性增大伴宫底低回声团（子宫大小 8.0 cm×7.2 cm×7.2 cm），因患者为绝经前女性，且有生育要求，建议行高聚焦超声消融治疗，门诊以"子宫腺肌病"收治入院。

既往史：2007 年因胆囊结石行"经腹胆囊切除术"，2014 年因输卵管妊娠行"腹腔镜下右侧输卵管妊娠病灶清除术 + 左侧卵巢囊肿剥除术"，2016 年因车祸伤行"开颅血肿清除术 + 左股骨外侧髁骨折固定术"，2018 年"行左股骨外侧髁骨折内固定取出术"。2016 年诊断 2 型糖尿病，注射胰岛素控制血糖，自诉血糖控制尚可。

月经婚育史：13 岁月经初潮，（7~10）天 /（29~30）天，经量多，颜色正常，痛经，经期基本规则。29 岁结婚，G6P0，人工流产 3 次，2013 年孕 2 月胚胎停育 1 次，生化妊娠 1 次，2014 年宫外孕 1 次，2016 年、2018 年行体外受精胚胎移植，均未着床，配偶少弱畸形精子症。

家族史：父母患糖尿病，余无特殊。

入院查体：体温 36.6 ℃，脉搏 89 次 / 分，呼吸 18 次 / 分，血压 131/89 mmHg，身高 155 cm，体重 70 kg，一般情况可，心肺查体（－），腹软，未扪及包块，无压痛及反跳痛。

妇科专科检查：外阴已婚未产式，阴毛倒置分布，双侧大小阴唇对称；阴道通畅，各壁光滑；宫颈光滑，子宫前位，增大如 2 月孕，质硬，深压痛；双侧附件区未见明显包块，无压痛。

【诊疗经过】

入院后完善盆腔 MRI 检查示：子宫体积增大，形态饱满，最大横截面约 10.1 cm×8.6 cm，子宫肌层增厚，以前壁为显著，肌层内可见弥漫性分布片状混杂信号，与正常子宫肌层比较，T1WI 呈等或略低信号，T2WI 呈低或略等混杂信号，内多发斑点状高信号，增强后强化明显，提示子宫腺肌病。

排除相关治疗禁忌证，患者于 2019 年 9 月 3 日行高强度聚焦超声治疗（High Intensity Focused Ultrasound，HIFU），层间距 5 mm，平均治疗功率 400 W，总辐射时间 1239 秒，总治疗时间 1 小时 32 分钟，操作顺利。

术后复查盆腔 MRI 示：子宫腺肌病高强度聚焦超声治疗后，病灶大部分凝固性坏死，右前壁结构不连续。高强度聚焦超声术前、术后 MRI 图像如图 23.1 所示。

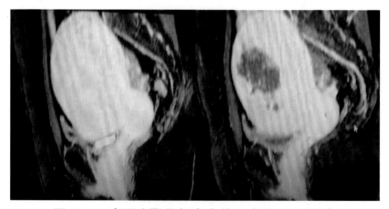

图 23.1　高强度聚焦超声术前、术后 MRI 图像

【诊疗思路】

本例患者入院后初步诊断考虑子宫腺肌病，既往影像学超声及 MRI 均支持该诊断。该患者有子宫腺肌病的几个典型症状，如月经过多、痛经和不孕症。其中不孕

症为影响患者生活的主要症状，患者有不良妊娠史，其中宫外孕 1 次，胚胎停育 1 次，3 次体外受精史，均未着床，以失败告终。子宫腺肌病的根治性治疗为子宫切除术，但该例患者就诊时 36 岁，青年女性，且有生育要求，故暂不考虑根治性治疗，拟采用保守治疗。故在征求患者同意的情况下，行高强度聚焦超声治疗。术后 MRI 提示子宫腺肌病部分消融。

患者于 2019 年 9 月 20 日月经来潮，痛经及月经量多的症状较前明显好转，后患者分别于 10 月、11 月自测尿 hCG 阳性，但均生化妊娠。2019 年 12 月 14 日患者因停经 37 天，自测尿 hCG 阳性，查血 hCG 229.42 mIU/mL。2019 年 12 月 18 日因阴道少量出血于外院就诊，予以地屈孕酮片、间苯三酚等药物保胎治疗，于孕 7^{+1} 周彩超查见胎心胎芽，孕 6 月余彩超提示胎盘低置状态，于 2020 年 6 月 26 日孕 32^{+1} 周因胎膜早破行"剖宫产术"，新生儿体重 1670 g，术中见胎盘粘连，予以手剥胎盘，胎盘娩出完整，术中及术后无大出血。2020 年 9 月 2 日复查彩超提示子宫大小 7.5 cm × 6.2 cm × 7.4 cm。2020 年 9 月 16 日月经来潮，轻度痛经，月经量正常。

后患者因"痛经 4 年余，海扶治疗后 1 年余，阴道异常流血 10 天余"于 2020 年 11 月 29 日再次入院治疗，因患者强烈要求，于 2020 年 12 月 1 日在全麻下行"单孔腹腔镜下子宫次全切除术 + 双侧输卵管切除术"。术中见：子宫增大如 3 月孕，并与周围组织致密粘连。术后病检示：子宫腺肌病伴灶区梗死，增生期子宫内膜，广泛出血坏死，双侧输卵管慢性炎。

【知识拓展】

子宫腺肌病被认为是子宫内膜 – 肌层交界处的疾病，其定义是子宫肌层中存在异位子宫内膜腺体和间质[1]。主要临床症状包括月经失调、痛经和生育力低下，会对患者身心健康造成严重影响[2]。子宫腺肌病的发病机制可能与性激素异常、炎症、细胞增殖，基底内膜通过改变或中断的交界区内陷进入子宫肌层[3]，胚胎多能性苗勒管组织异位或成体干细胞分化等有关[4]。

一项横断面研究表明，子宫腺肌病在不孕人群中的发病率约为 7.5%[5]。子宫腺肌病引起不孕的机制可能与子宫肌层结构和功能失调、子宫内膜功能及容受性的改变、精子运输系统的损伤和子宫蠕动障碍的存在有关，从而影响胚胎的着床，此外，自由基的增加可能会为胚胎发育创造不利的环境，从而增加早期流产的风险[6-7]。研究表明，子宫腺肌病患者子宫内膜 HOXA10 和 HOXA11 的 mRNA 和蛋白表达水平显著降低，而 HIF-2α 的表达显著增高[8]。此外，子宫腺肌病还与不良产科结局有关，如早产、胎膜早破、胎儿生长受限、先兆子痫、胎盘早剥、胎儿先露、产后出血和剖宫产，这可能与子宫肌层收缩力增加、宫内压逐渐升高、宫颈改变、前列腺素、炎症状态增加等因素有关[9]。因子宫腺肌病引起患者不孕，许多患者尝试采用辅助生殖技术（Assisted Reproductive Technology，ART），但因子宫腺肌病会造成子宫肌层结构和功能失调、子宫内膜功能及容受性的改变，因而会对其生殖结局产生不良影响。一项前瞻性队列研究表明，接受体外受精的女性子宫腺肌病的患病率为32%，子宫腺肌病组周期取消率较高，收集的卵更少，产生的有用胚胎更少，临床妊娠率低，但是对活产率没有统计学显著影响[10]。而一项针对973例接受体外受精患者的回顾性分析中，患者被分为四组：仅子宫内膜异位症组（n=355）、子宫内膜异位症和子宫腺肌病组（n=88）、单纯子宫腺肌病组（n=64）、以输卵管因素不孕为对照组（n=466），比较了这些组的妊娠结局参数（妊娠率、流产率、活产率），妊娠率分别为36.62%、22.72%、23.44%、34.55%；流产率分别为14.62%、35.00%、40.00%和13.04%；活产率分别为26.48%、11.36%、12.50%和27.47%，则提示子宫腺肌病患者妊娠率没有显著差异，但活产率较低[11]。

【反思总结】

子宫腺肌病应行早诊断、早治疗，并进行长期管理。本例患者在2014年体检提示子宫腺肌病，但因无明显痛经及月经过多症状，未引起患者重视及处理，后出现痛经及月经量多症状后，患者间断性服用中药治疗，仍未进行规范化治疗及管理，后患者子宫逐渐增大，痛经及月经量多症状加重，并导致患者不孕，患者于生殖医院就诊，行体外受精治疗，但胚胎未着床。故而此类患者应行早诊断、早治疗，并进行长期管理，延缓患者病情的发展，以免引起严重痛经、月经过多、不孕，甚至子宫切除等严重不良后果。

高强度聚焦超声治疗在有不孕症的子宫腺肌病患者中可起到一定的治疗作用。高强度聚焦超声消融是一种非侵入性的局部消融治疗技术，其原理是利用超声波的良好穿透性，在影像学技术的实时监控下，将由体外超声换能器产生的超声波精确聚焦于体内病灶靶点，使靶区组织产生凝固性坏死，从而达到治疗的目的[12]。高强度聚焦超声治疗不仅可以改善患者月经过多、痛经的症状，并且可以改善不孕症子宫腺肌病患者的生殖结局。本例患者术后按时月经来潮，且痛经、月经过多等症状明显缓解，并于术后自然受孕3次，前两次为生化妊娠，第三次经保胎治疗后顺利分娩，部分原因是高强度聚焦超声治疗子宫腺肌病改善了子宫肌层结构和功能，改善子宫内膜功能及容受性，并且不影响卵巢功能。

子宫腺肌病患者妊娠后应积极进行保胎治疗，以改善妊娠结局。因子宫腺肌病容易引起子宫肌层结构和功能失调、子宫内膜功能及容受性的改变、精子运输系统的损伤和子宫蠕动障碍的存在，从而影响胚胎的着床，此外，自由基的增加可能会为胚胎发育创造不利的环境，从而增加早期流产的风险，因而本例患者高强度聚焦超声治疗后出现了两次生化妊娠，并于第三次妊娠出现了先兆流产，后经过积极保胎治疗，虽顺利进行了剖宫产，仍然出现了胎膜早破、早产的不良妊娠结局。

总之，子宫腺肌病可能对患者的生殖产生不良影响，造成患者不孕、流产，以及一些产科不良结局的发生，如早产、胎膜早破、胎儿生长受限等。而高强度聚焦超声治疗不仅可以改善患者月经过多、痛经的症状，并且可以帮助改善不孕症子宫腺肌病患者的生殖结局，这可能与子宫腺肌病消融后改善子宫肌层结构和功能，改善子宫内膜功能及容受性有关。然而，在高强度聚焦超声治疗的过程中，仍要实时注意治疗区域的监测，避免对邻近组织如子宫内膜组织的损伤，从而进一步损伤患者的生育力。

【参考文献】

[1] DUEHOLM M. Uterine adenomyosis and infertility, review of reproductive outcome after in vitro fertilization and surgery[J]. Acta Obstet Gynecol Scand, 2017, 96(6): 715-726.

[2] 中国医师协会妇产科医师分会子宫内膜异位症专业委员会 . 子宫腺肌病诊治中国专家共识 [J]. 中华妇产科杂志 , 2020, 55(6): 376-383.

[3] ZHAI J, VANNUCCINI S, PETRAGLIA F, et al. Adenomyosis: mechanisms and pathogenesis[J]. Semin Reprod Med, 38(2-03): 129-143.

[4] 沈豪飞 , 贾天玉 , 王奕翔 , 等 . 子宫腺肌病的诊治进展 [J]. 国际生殖健康 / 计划生育杂志 , 2019, 38(6): 519-522.

[5] ABU HASHIM H, ELARABY S, FOUDA A A, et al. The prevalence of adenomyosis in an infertile population: a cross-sectional study[J]. Reprod Biomed Online, 2020, 40(6): 842-850.

[6] MOAWAD G, KHEIL M H, AYOUBI J M, et al. Adenomyosis and infertility[J]. J Assist Reprod Genet, 2022, 39(5): 1027-1031.

[7] BUGGIO L, DRIDI D, BARBARA G. Adenomyosis: impact on fertility and obstetric outcomes[J]. Reprod Sci, 2021, 28(11): 3081-3084.

[8] GUO S, ZHANG D, LU X, et al. Hypoxia and its possible relationship with endometrial receptivity in adenomyosis: a preliminary study[J]. Reprod Biol Endocrinol, 2021, 19(1): 7.

[9] BARBANTI C, CENTINI G, LAZZERI L, et al. Adenomyosis and infertility: the role of the junctional zone[J]. Gynecol Endocrinol, 2021, 37(7): 577-583.

[10] HIGGINS C, FERNANDES H, DA SILVA COSTA F, et al. The impact of adenomyosis on IVF outcomes: a prospective cohort study[J]. Hum Reprod Open, 2021, 2021(2): hoab015.

[11] SHARMA S, BATHWAL S, AGARWAL N, et al. Does presence of adenomyosis affect reproductive outcome in IVF cycles? A retrospective analysis of 973 patients[J]. Reprod Biomed Online, 2019, 38(1): 13-21.

[12] 王智彪, 郎景和. 高强度聚焦超声消融与子宫腺肌病 [J]. 中华妇产科杂志, 2016, 51(9): 708-709.

[13] XIONG L, CHENG W, WANG Z, et al. Pregnancy outcomes of adenomyotic patients with primary infertility after high-intensity focused ultrasound treatment[J]. Int J Hyperthermia, 2023, 40(1): 2264547.

[14] AKHATOVA A, AIMAGAMBETOVA G, BAPAYEVA G, et al. Reproductive and obstetric outcomes after UAE, HIFU, and TFA of uterine fibroids: systematic review and meta-analysis[J]. Int J Environ Res Public Health, 2023, 20(5): 4480.

（冯　欣　窦　曦）

病例 24 子宫腺肌病术后静脉血栓栓塞症1例临床诊疗分析

【病史摘要】

患者，女，31岁，因"经量增多，痛经进行性加重5年余"于2023年4月26日入乐山市人民医院（我院，下同）妇科治疗。患者既往月经7~60天/30~90天，淋漓不尽，但因无明显痛经，未重视就诊，自诉曾间断口服炔雌醇环丙孕酮片、去氧孕烯炔雌醇片、黄体酮等对症治疗药物，但患者因口服药物月经来潮后腹痛明显，阴道流血量多，需使用纸尿裤等情况，自行停用，停药后月经情况同前。

5年前，患者月经量较既往增多且不规律，伴有间断经期疼痛情况，患者就诊后予以完善阴道彩超提示：子宫腺肌症。自诉腺肌病病灶较小，建议随访复查。

2年前，患者开始行辅助生殖技术助孕，自诉当时阴道彩超提示子宫腺肌症，子宫约5 cm，予以促性腺激素释放激素激动剂（GnRH-a）1剂皮下注射缩小子宫病灶后移植鲜胚2枚，之后生化妊娠。

1年前，患者再次行辅助生殖技术助孕，术前再次予以 GnRH-a 3~4次治疗，子宫腺肌症病灶直径由7 cm缩小至5 cm，但胚胎未着床。

20天前患者口服地屈孕酮片后出现阴道流血、量大，遂于19天前开始口服去氧孕烯炔雌醇片一日一片拟调经后再次行辅助生殖技术助孕，但阴道流血量未见减少，且有明显头晕、乏力不适症状。

9天前就诊于外院，完善血常规（血红蛋白浓度74 g/L），予口服益母草、生血宝合剂止血，纠正贫血治疗。

4天前患者于该院复查血红蛋白浓度59 g/L，因患者贫血加重，遂收住院予以输红细胞悬液3 U纠正贫血，并缩宫对症，阴道流血未见减少；于3天前完成诊断性刮宫，术后病检回示：子宫内膜分泌机能不足。2天前患者再次出现阴道多量流血，予以缩宫对症治疗效果欠佳，故患者就诊于我院要求进一步治疗，门诊以"异常子宫出血、子宫腺肌症"收住入院。患病至今，患者精神、食欲尚可，睡眠欠佳，二便正常，体重较前无明显变化。

既往史：平素身体良好，否认高血压、糖尿病、肾炎、冠心病等病史。否认肝炎、结核等传染病史。否认外伤史，否认手术史，有输血史，否认药物、食物过敏史。预防接种随当地进行。

个人史：否认疫区居住史，无疫水、疫源接触史，无吸烟史，无饮酒史，无冶游史，无放射物、毒物接触史。

婚育史：24岁结婚，配偶体健，夫妻关系和睦，G1P0，无产伤大出血史，既往胚胎移植后生化妊娠1次。

月经史：月经初潮10岁，月经周期（7~60）天/（30~90）天，月经不规律，经量多，多数时候淋漓不尽，颜色正常，自诉反复用药，包括复方短效口服避孕药（COC）、孕激素等调节后经期腹痛明显，不可忍受，严重影响日常生活。

家族史：父母体健，独生子女，否认家族中有传染病及遗传病史。

入院查体：体温36.5 ℃，心率104次/分，呼吸19次/分，血压133/84 mmHg，发育正常，营养中等，贫血貌，心肺查体（-），腹软，未扪及包块，无压痛及反跳痛。

妇科专科检查：外阴发育正常；阴道通畅，阴道内可见多量血迹；宫颈肥大可见糜烂样改变；子宫前位，约3月孕大，活动一般，质中，无压痛；双附件区未扪及明显包块，无压痛。

辅助检查：① 2023年4月26日阴道彩超示：子宫后位，8.6 cm×8.5 cm×9.2 cm，形态失常，体积增大，宫壁回声不均，细小的增强回声区和低回声区交织混杂，宫腔分离0.3 cm，宫内膜0.2 cm，宫内膜后移，双附件未见异常团块，提示子宫腺肌症，宫腔积液；血常示：血红蛋白浓度74 g/L。② 2023年4月24日子宫内膜病检示：子宫内膜分泌机能不足。③ 2023年4月22日阴道彩超示：子宫9.0 cm×8.0 cm×9.4 cm，提示子宫腺肌症。④胸片、输血前检查、肝肾功能、血糖、血脂等无明显异常。

【诊疗经过】

患者入院后因阴道持续出血，考虑已使用缩宫素静脉滴注，疗效欠佳，遂予以卡贝缩宫素静脉推注，并记录阴道流血情况。再次复查血常示：中性粒细胞百分比87.4%，血红蛋白77 g/L；凝血检测：D-二聚体14.80 μg/mL，肝肾功未见明显异常；心电图提示：窦性心动过速（110 bpm）。

患者入院后1日阴道出血量累计达132 g，但自觉阴道流血情况较入院前稍好转，遂继续予以卡贝缩宫素静脉推注，嘱患者适当下床活动，暂不予以药物抗凝、止血治疗。其间反复多次与患者及家属沟通目前可选治疗方式有继续药物、置入治疗环、高强度聚焦超声治疗（High Intensity Focused Ultrasound，HIFU）、子宫病损及子宫切除（子宫次切或子宫全切）等，经与患方充分沟通后，最终于2023年4月28日在全麻下行"单孔腹腔镜子宫次全切除术"，术中见：部分网膜覆盖粘连于子宫底，分离粘连后见子宫约孕3月大，形态呈椭球形增大，底部片状紫蓝色瘢痕样改变，双侧输卵管及卵巢外观未见明显异常。术中剖视子宫：肌壁厚2~4 cm，肌壁见点状出血，内膜厚0.1 cm，宫腔内未见确切病灶。

术后复查血常规：血红蛋白62 g/L，先后予以输注4 U悬浮红细胞液纠正贫血。术后患者陆续出现右侧上肢麻木不适，偶有疼痛；右侧小腿胀痛；一过性呼吸困难，血氧饱和度90%~94%，吸氧（5 L）状态下血氧饱和度95%~100%，心率98~115次/分，血压112/75 mmHg，呼吸25次/分，不伴胸痛、心前区绞痛，遂予以完善血管彩超提示：右上肢肱动脉血栓形成，右下肢肌间静脉形成；肺部CTA示：肺动脉主干及左右肺动脉干无增粗、无充盈缺损，右肺上叶前段、上叶后段、中叶外侧段一级分支及中肺内侧段一、二级分支见节段性充盈缺损（肺栓塞），双肺动脉部分远端显示欠清，余胸主动脉未见异常影像，双侧少量胸腔积液，双下肺部分膨胀不良；B型钠尿肽前体269 pg/mL，D-二聚体8.22 μg/mL，血气分析、心肌酶谱未见明显异常，排除出血倾向后予以低分子肝素4000 IU q12h抗凝对症治疗。

抗凝治疗后，患者右上肢皮温稍低，桡动脉搏动微弱，右下肢足背动脉可扪及，但患者右上肢仍有疼痛，遂再次请血管外科与患方沟通相关情况后于2023年5月4日在局麻下行"右上肢动脉造影+球囊扩张+切开取栓术"，术中造影见：右锁骨下动脉、腋动脉显影可，右肱动脉未见显影，桡尺动脉通过侧枝显影，流速慢。

术后继续抗凝对症治疗，肢体疼痛及呼吸困难情况完全消失，术后病检回示：子宫腺肌症，增生期子宫内膜，血栓组织。

出院前完善自身抗体谱、免疫功能、血管炎标志物未见明显异常。血常规示：血红蛋白103 g/L，D-二聚体3.55 μg/mL，纤维蛋白原降解产物9.54 μg/mL。

患者于2023年5月7日病情好转出院。

出院后情况：患者出院后阴道无明显活动性出血，遂继续口服阿司匹林肠溶片0.1 g口服一日一次及利伐沙班片20 mg口服一日一次。

2023年5月18日凌晨，患者再次出现阴道多量出血情况，遂急诊就诊，行妇科检查见阴道内多量鲜红色血液，宫颈口微张，内可见血性液流出并可见残余缝线，遂于宫颈管及阴道内压迫3张纱布止血，并急查血常规示：血红蛋白91 g/L，凝血功能未见明显异常。综合患者以上情况，考虑宫颈残端缝线吸收导致出血，遂暂时压迫并联系血管外科后调整利伐沙班片 10 mg 口服一日一次，暂停阿司匹林肠溶片。患者阴道纱布填塞 3 天后，阴道流血停止，未再出现多量出血情况。

术后 3 月患者门诊复查血常规示：血红蛋白 115 g/L；凝血功能，阴道彩超，上、下肢血管彩超，肺 CT 均未见明显异常情况。

术后 7 月再次随访，患者情况良好，目前无腹痛及阴道流血，自觉生活质量较前明显提高，无其他不适情况。

【诊疗思路】

患者罹患子宫腺肌症，系妇科常见病、多发病，经充分医患沟通后，患方选择行"子宫次全切除术"，但对于术后患者的管理存在疏漏，术后静脉血栓栓塞症（Venous Thromboembolism，VTE）评分 4 分，系中危，漏评了口服避孕药这一项，遂术后仅予以物理预防，在出血风险解除后未予以积极药物抗凝治疗，故患者术后发生血栓性疾病，导致住院日延长，但经过积极治疗，目前患者术后恢复良好。

【知识拓展】

子宫腺肌症是育龄期妇女的一种常见疾病，是指子宫内膜组织（包括腺体和间质）侵入肌层生长而发生的病变。主要症状包括月经过多、严重痛经、不孕等，影响患者生活。目前其发病机制及病理生理改变仍未厘清，但因该疾病对患者的生理及心理方面影响较大，现已成为许多妇女的健康问题之一[1]。目前对该病治疗手段有限，必须综合考虑患者的年龄、生育状态、临床症状及其严重程度，以及对再次妊娠的意愿等。除子宫切除外，其余保守性治疗效果不能完全令人满意。因此，对于有生育要求的患者，治疗相对棘手。目前除了非甾体类抗炎药、止血药、复方短效口服避孕药（COC）、口服孕激素类药物、左炔诺孕酮宫内缓释系统（曼月乐）、GnRH-a、中药等药物治疗外，还可选择介入、高强度聚焦超声治疗以及子宫腺肌瘤病灶切除术。但药物治疗疗效缺乏持久性，部分药物疗效欠佳或长期使用副反应较重、患者难以耐受；LNG-IUS 易移位、脱落、导致异常子宫出血，对部分患者、尤其是重症患者治疗效果可能不佳；介入治疗对设备和操作技术要求高，且医疗费用相对高；虽目前已有研究表明 HIFU 治疗可不破坏子宫壁的完整性，术后患者可尽快妊娠，但术后患者仍存在病情进展或复发的可能；子宫腺肌瘤病灶切除术，可最大限度清除病灶，但由于病灶与正常肌层分界不清，病灶难以完全切除，术后仍有症状持续、病情复发加重可能，且为了延缓或减少术后疾病复发，需尽可能多地切除病灶，可能导致切除肌层较多，重建子宫形态困难。若患者在手术后仍有生育要求，还需密切关注妊娠结局及子宫破裂相关风险。因此，无论患者选择何种治疗方式，术前均需充分与患方沟通治疗的利弊及可能存在的风险。

深静脉血栓形成（Deep Venous Thrombosis，DVT）是妇科围手术期较为常见的并发症。有研究表明腹腔镜气腹压力、手术时间及术后卧床时间均为妇科腔镜手术后发生深静脉血栓形成的独立危险因素[2]。据统计，我国妇科手术后深静脉血栓形成的发生率约 0.13%~6.78%[3]。目前多采用 Caprini 评估量表评估患者血栓相关风险。Caprini 评估量表起源于 1983 年，2005 年由美国医生莱纳德（Leonard Caprini）博士修订而成。该量表基于血栓形成的评估，其目的在于预测患者血栓风险程度，并提供适当建议。量表包括年龄、性别、体重指数（Body Mass Index，BMI）、既往疾病（癌症、心脏病、糖尿病、慢性肾病等）、外科手术史、导管介入手术史、吸烟与饮酒史、是否妊娠、家族病史以及抗凝药使用情况等 11 个与血栓形成相关的因素。根据这些因素，Caprini 评估量表将患者分为几个不同的风险等级，分别为低危、中危和高危。患者的风险等级取决于评估的总分数，分数越高代表风险越大。根据患者的风险等级，医生可以采取相应的物理预防和药物预防措施，以帮助降低患者血栓的风险。

【反思总结】

本例患者系 31 岁，是尚有生育要求的女性，但其饱受痛经及异常子宫出血困扰，坚决要求行子宫切除，术前经过充分告知患者及家属可选的保守治疗方式，患者本人经慎重考虑后坚决要求行子宫次全切除，考虑患者年轻遂予以保留宫颈及双附件，且术前术后已多次向患者强调日后需密切随访。但在患者术后恢复期，在患者出血风险解除后，因患者年轻，忽略其既往多次使用复方短效口服避孕药制剂，术后使用 Caprini 评估量表进行静脉血栓栓塞症评分时，未予以高危识别，导致未充分抗凝治疗，虽然术后向患者强调要床上翻身活动，家属协助尽早下床，但未考虑患者因短期内失血较多，且经历手术（心理创伤）后，确实早期下床活动困难。术后患者偶感右侧上肢麻木不适时，误判为术中体位关系导致不适；术后患者轻度心累、气促，简单只考虑了贫血因素，在患者贫血较前明显改善，出现右侧下肢疼痛、呼吸困难时，才考虑到静脉血栓栓塞症的发生，幸而发现及时，予以对症治疗后，病情完全缓解，但已造成患者住院日延长，住院费用增多。提示虽然患者年轻，但静脉血栓栓塞症相关风险仍需密切考量，并予以充分重视，而且门诊予以口服类似药物患者更需密切予以随访、评估，防止更严重并发症的发生。

综上，深静脉血栓形成是指血液在深静脉血管内不正常地凝结，阻塞管腔，导致静脉回流障碍，左侧发病率高。其发生病因主要包括静脉壁的损伤、静脉血流缓慢、血液高凝状态三大因素，而妇科手术很可能因增大的子宫、盆腔肿物压迫盆腔而导致静脉血流缓慢。近年来临床已逐步重视妇科术后患者深静脉血栓形成的预防，但在临床上经常容易忽视多种因素可能导致血液高凝状态，尤其是妇科常用的复方短效口服避孕药制剂，从而出现评分不准，术后干预措施不到位的情况。该病例提醒妇科临床医师在日后诊疗工作中应注意减少漏评，加强预防，减少静脉血栓形成的发生，最大程度地使患者受益。

【参考文献】

[1] 中国医师协会妇产科医师分会子宫内膜异位症专业委员会 . 子宫腺肌病诊治中国专家共识 [J]. 中华妇产科杂志 , 2020, 55(6): 376-383.

[2] 宋丽娜 , 李娜 . 妇科围手术期深静脉血栓的研究进展 [J]. 血栓与止血学 , 2023, 29(4): 183-188.

[3] INSIN P, VITOOPINYOPARB K, THADANIPON K, et al. Prevention of venous thromboembolism in gynecological cancer patients undergoing major abdominopelvic surgery: a systematic review and network meta analysis[J]. Gynecol Oncol, 2021, 161(1): 304-313.

（冯志萍　马文超　万晓丽）

第三篇

妇科护理相关临床疑难病例

病例 25 卵巢癌患者植入静脉输液港后切口渗血 1 例临床护理分析

【病史摘要】

患者，女，53 岁，因"腹胀、腹痛 1 月余，外院发现盆腔肿瘤 5 天"于 2022 年 3 月 15 日入院。

既往史：2017 年外院明确诊断右侧神经性耳聋。

婚育史：初潮 13 岁，（6~8）天 /（26~28）天，末次月经 2022 年 3 月 15 日，月经量中等，无痛经史，经期规则。25 岁结婚，G2P1，流产 1 次，顺产 1 子，体健，配偶体健。

家族史：父亲逝于糖尿病，母亲健在，一兄一妹均体健。家族中无肿瘤病史患者。

入院评估：体温 36.1 ℃，心率 93 次 / 分，呼吸 20 次 / 分，血压 109/76 mmHg。神志清楚，语言沟通顺畅，睡眠及食欲好，大小便正常。身高 166 cm，体重 58 kg，BMI 21.05 kg/m²。NRS 2002 营养风险筛查评分 1 分，血栓风险评估深静脉血栓评分 4 分。

【诊疗经过】

入院后查血常规、生化、输血前九项、凝血及心电图未见异常，血清 CA125 为 1213.00 U/mL，人附睾蛋白 4 为 148.60 pmol/L，临床检查结果提示"卵巢肿瘤"。

2022 年 3 月 18 日行"腹腔积液穿刺引流术"，腹水细胞学检查提示："腹水"查见异常细胞团，结合免疫组化支持卵巢乳头状浆液性癌。2017 Suidan 评分为 3 分，达到满意减瘤可能性小，故拟定新辅助化疗 3 周期 + 手术治疗（卵巢癌间歇性肿瘤细胞减灭术）+ 术后化疗 4~6 周期。新辅助化疗前经专业组长与患者综合评估后拟植入静脉输液港。

2022 年 3 月 25 日 09：00，患者在门诊手术室经右颈内静脉顺利置入输液港，10：50 返回病房，右颈及输液港置入处敷料清洁干燥，加压包扎无松脱。12：30 输入化疗药紫杉醇，17：15 输入化疗药卡铂，20：20 患者胸壁切口渗血，予更换敷料，2 小时后两处敷料均再次渗血，经导管室专家会诊行加压包扎治疗，并给予止血药对症处理后切口未见渗血。

3 天后，患者静脉输液港颈部切口、胸壁切口再次渗血，请医生会诊行止血药治疗，切口未见再渗血。20 天后切口愈合完好，顺利拆线。

【诊疗思路】

（1）护理评估。

①入院评估：体温 36.1 ℃，脉搏 93 次 / 分，呼吸 20 次 / 分，血压 109/76 mmHg，Barthel 评分 100 分，Caprini 评分 4 分，NRS 2002 营养风险筛查评分 1 分，血栓风险评估深静脉血栓评分 4 分。活化部分凝血活酶时间 22.3 秒，D- 二聚体 1.49 g/L。

②静脉输液港术前评估：病员治疗周期长，拟定新辅助化疗 3 周期 + 手术治疗（卵巢癌间歇性肿瘤细胞减灭术）+ 术后化疗 4~6 周期，化疗方案常为紫杉醇类（pH：4.4~6.5，属于发泡剂化疗药物）+ 铂类（pH：3.5~6.0，渗透压 300 mmHg，非腐蚀性化疗药），且该患者存在后期使用靶向药物潜在方案的改变；家庭所在地医院不支持中心静脉导管维护条件；痛阈值低，极易感知疼痛；对外在形象要求高，家庭经济条件较好。

③静脉输液港术后评估：NRS 疼痛评分 3~4 分，Caprini 评分 5 分，静脉输液港颈部切口和胸壁切口敷料干燥无渗血，导管经过患者的右侧颈内静脉穿刺进入上腔静脉，导管头端位于上腔静脉，以及右心房交界的地方；港座埋置于右锁骨下，皮下组织厚度为 2 cm。

（2）护理诊断。

①舒适的改变：与疼痛、体内植入输液港有关。

②疼痛：与皮下出血导致皮肤肿胀有关。

③恐惧、焦虑：担忧治疗不能按计划完成，治疗效果受到影响。

④切口感染：与切口渗血、机体抵抗力降低有关。

⑤非计划拔管：与静脉输液港切口愈合不良有关。

⑥血栓的发生：与输液港体内留置时间长、肿瘤疾病有关。

⑦皮肤完整性受损：与操作医护人员的临床经验、切口愈合有关。

（3）护理目标。

①患者日常生活自如，自主体位完成输液。

②患者疼痛减轻或缓解得到有效控制。

③患者及家属正确应对并理解治疗措施。

④体温正常，无感染发生。

⑤保留输液港，正常使用，顺利完成治疗。

⑥未发生血栓并发症。

⑦切口完全愈合。

（4）护理措施。

①健康教育。术前与患者及家属充分沟通，适时给予患者安慰和鼓励，耐心听取患者的主诉，鼓励患者表达自己的感受。卵巢癌疾病发现晚，治疗时间长，患者担心治疗的效果达不到预期目标，输液港作为新技术开展，患者担心新技术的使用增加治疗过程难度；向患者和家属解释植入静脉输液港操作的流程、关键点和术后使用、维护等相关知识理论，以及疾病的治疗过程、预后、注意事项等，嘱家属多给予陪伴，减轻患者心理负担，积极配合治疗。

②静脉输液港植入术后交接观察。由于静脉输液港的植入由专人操作，在门诊手术室完成，病房责任护士对患者术中情况掌握不清，双方做好交接，交代患者术中出血情况 10 mL，切口缝合方式为可吸收缝线皮内间断缝合，术后需严密观察植入后局部切口淤血渗血，病房临床护士工作经验参差不齐，对刚植入的输液港观察要点掌握不清，肿瘤、静疗专科护士则起到很好的作用，全面观察输液港切口情况，指导临床护士规范操作。

③常规维护护理。植入静脉输液港后第一个 24 小时后需常规进行敷料更换，注意观察切口及周围皮肤有无红、肿、热、痛等炎性反应，有无皮疹、分泌物等感染、过敏症状。使用 20 mL 以上注射器进行回血检查并脉冲式冲管，肝素盐水正压封管，妥善固定无损伤针，以防脱出，并进行健康指导。

④加强巡视观察。在术后 24 小时内，责任护士应加强巡视，每 30 分钟观察一次，患者有腹水，术前营养状态差，观察时间可以缩短至 15~20 分钟观察一次。观察患者静脉输液港颈部切口和胸壁切口敷料，观察患者切口敷料是否干燥，是否有血迹出现，如发现敷料浸湿，颜色为暗红色，应拆掉纱布观察切口渗血情况，及时处理，更换敷料；检查切口是否肿胀、瘀斑、有无硬结。

⑤邀请静脉专家会诊行加压包扎。患者输注化疗药后发生切口渗血，立即表现出对疾病治疗的影响，此时在科室责任护士经验不够丰富的情况下，邀请静脉专家会诊，提出采用弹力绷带进行加压包扎，亲自给患者进行敷料更换和手法加弹力绷带相结合的加压包扎，这是对患者发生症状时最及时的反馈，可解除患者的疑虑并增加患者信心，同时使护理人员得到学习。

⑥医生会诊使用止血药止血。3 天后再次发现输液港胸壁切口渗血，颈部切口敷

料少量陈旧性血迹，对渗血量少的切口重新更换敷料，对渗血量多的切口采用弹力绷带进行加压包扎，观察压迫止血后无明显效果，及时报告医生，最终通过输注止血药止血。

⑦在患者植入静脉输液港术后 3 天内，可使用冰敷，使局部血管收缩，对细胞活动与代谢具有抑制作用，有利于减少神经末梢敏感性与疼痛[1]，若要取得最佳的冰敷效果，应注意将局部温度控制在该范围当中，神经可以耐受 10 ℃以上的低温，该温度范围内不会导致神经功能与神经结构发生不可逆改变[2]。患者疼痛数字评分法评分为 3 分，指导患者术侧肩关节减少活动，当植入处疼痛评分达到 4 分以上，给予止痛药，待切口愈合良好后方可进行洗浴和正常活动。

⑧预防感染。换药或维护时严格无菌操作，由有经验的高年资护士对输液港进行操作，避免发生交叉感染，观察切口情况，保持切口敷料清洁干燥，患者的腹腔引流管保证有效引流，防止逆行感染，两方面的同时观察，如体温超过 38.5 ℃应及时查找原因控制感染。

⑨预防血栓的发生。根据患者植入静脉输液港的型号，使用 20 mL 生理盐水脉冲式冲管，输液完毕还需要 20 mL 生理盐水脉冲式冲管，肝素盐水封管；每天评估导管，出现红、肿、热、痛等炎症反应，及时就医；活动和睡眠时应避免压迫置管部位，病情允许的情况下鼓励患者多饮水，可达 1500~2000 mL/d，尿量 2500~3000 mL/d，降低血液黏滞度，采用气压梯度治疗仪，促进血液循环。

⑩营养支持。患者入院时有大量腹腔积液，行腹腔穿刺放腹水会丢失蛋白，指导患者经口进食保证足够的热量、补充优质蛋白质（患者由于化疗后食欲减退，给予乳清蛋白和营养粉），保持皮肤清洁干燥。

（5）护理评价。

经过上述的精心护理，患者切口愈合完好，在化疗、手术长达 1 年多的治疗过程中，能自主体位输液，减少静脉穿刺的痛苦，回家生活完全自理，积极主动配合治疗护理，无并发症发生。

【知识拓展】

卵巢癌是常见的妇科恶性肿瘤之一，多发于 45 岁以上女性，由于缺乏早筛查和早诊断的方法而具有发病晚、易复发、病程复杂、诊治困难等特点，5 年生存率低于 45%[3]。据统计，2020 年全球女性新发癌症患者高达 92 万例，其中卵巢癌占 3.4%；在 440 万例死亡病例中卵巢癌占 4.7%[4]。对患者来说，无论心理、生理还是经济均面临极大挑战。由于化疗药物对外周血管刺激非常大，药物外渗后极易造成局部组织坏死。静脉输液港是一种置入皮下后可长期在体内留置的中心静脉输液装置，包括尖端（位于上腔静脉）、中间的导管（潜行于血管内）与港座（位于皮肤下方），在人体表面无法直接看见该装置，使药物直接输注至中心静脉，避免血管受到刺激性药物的作用，可用于输注各种刺激性药物、长期营养支持治疗、输注血液制品及频繁采血者等[5]。静脉输液港使用周期长，并发症发生率低，日常生活影响小、可保持自身形象完整等优点，因此，静脉输液港已成为肿瘤化疗患者主要的输液方式之一。

【反思总结】

（1）卵巢癌及输液港相关知识的巩固。卵巢癌患者早期通常无明显症状，又缺乏有效的早期筛查与诊断方法，约75%的患者在就诊时已处于临床晚期，但其复发率和病死率却高居首位。因此患者容易失去治疗的信心，在静脉治疗上选择最佳静脉通路，可减轻患者治疗过程中的痛苦。静脉输液港可提高患者的生存质量，但是使用期间护理不到位则容易导致出血等一系列并发症，以及导管堵塞、皮肤破损、感染、导管移位、药物外渗等不良反应，其中皮肤破损、感染、药物外渗会给患者造成巨大痛苦，导管堵塞、导管移位则需要再次处置，严重影响治疗进程，增加患者负担[6]。

（2）加强对护理人员静脉输液港的培训。①在实施输液港置入前做好患者及家属的心理护理，了解患者学历、家庭环境等相关基础资料，并讲述置管的目的、优缺点、置港后使用注意事项、可能出现的并发症及预防措施[7]。②静脉输液港置入后密切监测患者体征指标，3天内严禁患者大幅度活动，应用输液港之前对患者输液港处皮肤进行观察，确定无感染等症状，回抽血液时确定位置无误。治疗完成后应用0.9%氯化钠溶液脉冲式冲管，再肝素盐水正压封管。③对患者及其家属饮食、药物、日常活动进行指导，每月对患者导管进行维护，导管留置期间对患者置管处皮肤做好维护，保持其局部干燥，患者衣物保持宽松柔软，避免对皮肤造成摩擦。严禁进行大幅度且剧烈的运动，避免输液港受到压迫或撞击。④给予患者健康指导，每日进行抓握球锻炼，预防静脉血栓形成；可从事日常工作及家务；避免剧烈的胸肩部外展运动，以免港座移位或损坏。若置港部位出现疼痛、麻木、肿胀或同侧上肢出现水肿等症状等应立即到医院就诊。⑤治疗间歇期应每4周回院维护1次，必须由经过培训的专业人员操作。嘱患者随身携带维护手册，以便了解使用和维护信息。

综上，现代医学模式不仅关注患者治疗的效果、并发症及经济状况等，还注重提高患者的生活质量。近年来，卵巢癌的发病率有明显的增加趋势，且年轻女性占有一定比重，因此，选择一条不影响患者生活质量、满意度高的静脉通路很有必要。70% 卵巢癌患者发现时为晚期，用药后 70% 会复发，复发后再治疗 70% 会出现耐药，因此，卵巢癌患者的治疗周期长，对治疗缺乏信心，生活质量差。而植入式静脉输液港可保证患者化疗方案有计划、按时、准确无误地进行。植入式静脉输液港切口愈合好坏和感染风险的控制，往往决定了患者输液港的去留，是保证患者长期治疗的关键，同时也需要护理人员在使用及维护时对输液港潜在并发症具有评判及处理能力，必须加强护理人员的技术管理，做好培训，制订完善的技术路径标准。此外，应加强患者的居家管理，可开展护理门诊（血管通路）为患者提供维护，有利于对患者的全程护理。

【参考文献】

[1] 王影，黄敏清，梁妙英，等 . 早期冰敷对肿瘤患者输液港植入术后镇痛效果的观察 [J]. 当代护士（下旬刊），2020, 27(10): 116-118.

[2] 易骏，梁祖建，姜涛，等 . 中药联合多模式镇痛对膝关节置换疼痛的疗效观察 [J]. 湖南中医药大学学报，2017, 37(10): 1116-1120.

[3] 黄海涛，陈姝玉，耿旭，等 . 2005—2016 年中国女性卵巢癌发病及死亡趋势研究 [J]. 中国全科医学，2022, 25(8): 990-994.

[4] 汤梓莹，邓明港，宇传华，等 . 中国卵巢癌疾病负担现状及趋势分析 [J]. 国际妇产科学杂志，2022, 49(2): 222-227.

[5] 谢琼，卢咏梅，方少梅，等 . 置入式静脉输液港相关性感染预防及管理的最佳证据总结 [J]. 护理学杂志，2020, 35(12): 49-53.

[6] 熊静，王雪丽，杨霞，等 . 乳腺癌患者输液港给予集束化护理对其并发症预防效果 [J]. 中外医学研究，2019, 17(12): 76-77.

[7] 黄细平 . 应用植入式静脉输液港进行肿瘤化疗患者的并发症发生原因分析与护理对策 [J]. 护理实践与研究，2019, 16(2): 55-57.

（杨　敏　胡　婷）

病例 26 子宫内膜癌患者术后发生肺栓塞1例临床护理分析

【病史摘要】

患者，女，68岁，因"绝经后阴道不规则流血1月余，发现子宫内膜病变4天"于2023年10月23日入院。

既往史：直肠癌病史8年，2015年在四川省肿瘤医院行"直肠癌根治术"，术后补充放疗及4周期化疗。

婚育史：初潮17岁，（3~4）天/（25~30）天，绝经年龄48岁，月经量中等，无痛经史，经期规则。23岁结婚，G2P2，顺产1子1女，1女体健，1子患精神疾病多年，系统治疗中，配偶患高血压病。

家族史：父母已故（死因不详），兄弟姐妹均健在。家族中无直肠癌患者。

入院评估：体温36.1℃，心率65次/分，呼吸19次/分，血压126/78 mmHg。神志清楚，语言沟通畅，入睡困难，食欲好，大小便正常。身高150 cm，体重53 kg，BMI 23.55 kg/m²。NRS 2002营养风险筛查评分1分，血栓风险评估深静脉血栓评分4分。

【诊疗经过】

入院后完善相关检查，D-二聚体0.29 μg/mL（正常值 < 0.5 μg/mL），术前植入中心静脉导管（Central Venous Catheter，CVC），深静脉血栓评分6分。

2023年11月1日，患者在全麻下经腹行"全子宫切除术+双附件切除术+盆腔粘连松解术+肠粘连松解术+部分大网膜切除术"，手术时间185分钟，术中出血800 mL，输入AB型Rh（D）阳性悬浮红细胞2 U，病毒灭活冰冻血浆300 mL，术后深静脉血栓评分11分，采取物理和药物等预防措施。

2023年11月4日，患者诉胸闷、气紧、呼吸困难，予吸氧、心电监护，显示心率108次/分，呼吸21次/分，血压168/84 mmHg，SPO_2 92%给予氨茶碱和呋塞米对症处理后病情缓解,急查心衰+心肌标志物示:脑钠肽 < 10 pg/L(正常值 < 100 pg/L,大于400 pg/L提示心衰)，肌钙蛋白 < 0.06 ng/mL，肌红蛋白6.65 ng/mL，D-二聚体

4.81 μg/mL。

2023 年 11 月 7 日，患者再次诉胸闷、气紧，遵医嘱行胸部 CT 肺动脉造影（Computed Tomographic Pulmonary Angiography，CTPA）检查，结果显示左肺上叶尖后段及右肺上叶前段部分小血管充盈缺损影，提示肺栓塞征象。查心衰 + 心肌标志物示：脑钠肽 59.6 pg/L，肌钙蛋白 < 0.006 ng/mL，肌红蛋白 4.89 ng/mL；D- 二聚体 4.4 μg/mL。

2023 年 11 月 8 日，请 ICU 医生会诊后，予以依诺肝素皮下注射 4000 mg bid。

2023 年 11 月 9 日，行心脏超声及双下肢血管超声检查，提示三尖瓣轻度反流，左室收缩功能测值正常，双侧小腿肌间静脉、左侧胫后静脉血栓形成。

2023 年 11 月 10 日，查血示：D- 二聚体 1.73 μg/mL。

2023 年 11 月 13 日，查血示：D- 二聚体 1.25 μg/mL。

2023 年 11 月 15 日，遵医嘱行胸部 CTPA 检查，与 2023 年 11 月 7 日旧片对比，结果未显示左肺上叶尖后段及右肺上叶前段部分小血管充盈缺损影。

患者病情稳定于 2023 年 11 月 16 日出院。

【诊疗思路】

（1）护理评估。

①术前评估：体温 36.1 ℃，心率 65 次 / 分，呼吸 19 次 / 分，血压 126/78 mmHg。神志清楚，语言沟通畅，入睡困难，食欲好，大小便正常。身高 150 cm，体重 53 kg，BMI 23.55 kg/m²。NRS 2002 营养风险筛查评分 1 分，血栓风险评估深静脉血栓评分 4 分。

②术后评估：NRS 疼痛评分 3~4 分，Caprini 评分 9 分，腹部切口敷料干燥无渗血，腹壁引流管和尿管固定妥当。

（2）护理诊断。

①舒适度改变：与手术后卧床、疼痛、胸闷、气紧及留置各类导管有关。

②疼痛：与手术创伤、下肢肿胀有关。

③焦虑与恐惧：与呼吸困难、担忧治疗受到影响有关。

④气体交换受伤：与局部肺组织血流灌注量减少有关。

⑤活动无耐力：与呼吸困难所致能量消耗增加和机体缺氧状态有关。

⑥潜在并发症：出血、再栓塞等。

（3）护理目标。

①患者术后不适程度减轻。

②患者主诉疼痛减轻或缓解。

③患者情绪稳定，能主动配合治疗和护理。

④患者术后呼吸功能改善，血氧饱和度维持在正常范围。

⑤患者主诉活动耐力逐渐增加，胸闷、气紧减轻或缓解。

⑥患者潜在并发症得以预防。

（4）护理措施。

①病情观察。严密监测患者生命体征，观察呼吸节律及深度、面部及口唇颜色；保持呼吸道通畅，指导患者正确咳嗽排痰，必要时遵医嘱给予雾化吸入或镇咳药。观察患者是否有呼吸困难、胸痛、晕厥、咯血、烦躁不安等肺栓塞（Pulmonary Embolism，PE）早期症状。观察患者双下肢有无肿胀、皮肤颜色及温度是否正常；重视患者主诉，询问有无呼吸困难、胸闷、气紧等不适；做到术后患者血栓风险评估率为100%，对高危患者在床头显示屏和护士站白板上标记，进行重点关注，纳入交接班。

②紧急处理。加强巡视病房，发现患者出现呼吸困难、胸闷、血氧饱和度明显下降时，应当现场评估病情，立即通知医生及时处理。遵医嘱采集血标本检查凝血、血气分析、D-二聚体，协助完善胸部CTPA检查，提供进一步支持或排除肺栓塞的证据，尽早确诊。已确诊为肺栓塞的患者，护士做好评估、采取相应措施。如果患者出现心脏骤停、呼吸梗阻等，应立即予以心肺复苏、解除呼吸道梗阻或呼吸支持；如果患者无上述危及生命的情况，应当嘱其绝对卧床休息，立即给予高流量吸氧、心电监护，床旁备抢救用物。

③心理疏导。针对患者的心理特点，对患者及家属实施有针对性的心理疏导、缓解心理压力，增强康复的信心。患者及家属对本病的知晓度低、肺栓塞发生时症状及病情比较严重，容易产生恐惧、焦虑情绪。医护人员应在术前向患者及家属交代术后发生肺栓塞的可能性，讲解发生原因、早期临床表现、处理原则等，让患者及家属足够重视，消除紧张与顾虑，鼓励患者主动诉说术后体验，以便进一步了解其病情变化，使其积极配合治疗与护理。

④用药护理。药物使用前了解患者有无出血性疾病、月经情况、凝血功能是否正常，严格掌握适应证与禁忌证；重视用药查对制度，确保用药途径和剂量的准确性。目前临床常用注射抗凝药为低分子肝素，口服抗凝药为利伐沙班等；低分子肝素注射时用拇指、食指和中指提起皮肤，针头垂直刺入，不应成角度，并将1/2~2/3针头扎入皮肤皱褶内，轻轻回抽后慢慢注入药液；注射部位交替进行，如一侧部位要进行两针及以上注射时，间隙至少两横指，注射结束后，用棉球轻轻放在注射部位5~10秒。用药期间重要的并发症是出血，发生率为5%~7%，致死性出血约1%[1]。

应密切观察患者穿刺点、腹部切口、牙龈、鼻腔有无出血，皮下有无淤血、瘀斑，有无月经量过多、血尿、黑便、咖啡样或血性呕吐物；观察患者意识状态，并询问患者有无头痛等，警惕颅内出血的发生。护理上尽量避免不必要的有创操作，优先选择上肢静脉，有计划地选择穿刺部位，操作结束拔针后按压5分钟以上，特殊情况可适当延长按压时间；定期监测各项凝血功能指标。若有异常，报告医生及时采取相应的治疗措施。

⑤患肢护理。抬高患肢高于心脏水平20~30 cm，膝关节微屈15°，下面垫一软枕，避免腘窝处受压，院内可直接抬高床尾，居家可将棉被扇形折叠于床尾，使床尾整体抬高，避免移动下肢时垫枕脱落，增加不舒适感。适当活动踝关节，严禁按摩、挤压或热敷患肢，避免血栓脱落再次发生肺栓塞。密切观察患肢皮肤的温度、色泽、弹性，触摸足背动脉搏动强弱，检查毛细血管的充盈度，询问患者是否有麻木、肿胀等情况，每日进行大腿和小腿周胫测量并做好记录，方法以膝关节为中心，测量处为膝上15 cm和膝下10 cm，并用记号笔做好标记，以便了解疾病的发展及恢复情况。

⑥健康宣教。肺栓塞急性期和溶栓治疗期间应绝对卧床休息，肢体制动，禁止热敷、按摩等，急性期后尽可能下床活动，刚开始下床活动时，做到下床活动三部曲，必要时使用防跌道具。嘱患者进食低脂、高蛋白、高维生素、易消化食物，如瓜果、蔬菜及黑木耳等降低血液黏稠度食物，每日饮水1500~1700 mL，勿食辛辣、坚硬食物，使用软毛牙刷；保持大便通畅性，需要时用缓泻剂，防止屏气用力的动作和下蹲过久[2]。肺栓塞患者出院后大多数仍需服用抗凝药物，嘱遵医嘱用药，不能随意增减药物剂量或停药，设置闹钟提醒按时服药；若利伐沙班漏服，距下次服药时间大于6小时可以补服，小于6小时不能补服；给患者佩戴警示卡，注明抗凝药物名称，联系人姓名和电话号码，为发生紧急情况提供保障；向患者及家属交代服药后可能出现出血或再栓塞的情况；教会患者自我监测的方法，定期复查，出现异常及时到医院就诊。

（5）护理评价。

经过上述的精心护理后，患者切口愈合完好，在化疗、手术的治疗过程中，能自主体位输液，减少静脉穿刺的痛苦，回家生活完全自理，积极主动配合治疗护理，无并发症发生。

【知识拓展】

静脉血栓栓塞症（Venous Thromboembolism，VTE）是恶性肿瘤患者的重要并发症之一,包括深静脉血栓(Deep Vein Thrombosis,DVT)和肺栓塞(Pulmonary Embolism,PE),发生率为4%~20% [3]。静脉血栓栓塞症导致肿瘤患者死亡仅次于恶性肿瘤致死病因本身 [4]。妇科恶性肿瘤术后患者是发生静脉血栓栓塞症的高危人群,下肢深静脉血栓的发生率为12% [5]。下肢深静脉血栓形成后可出现栓子脱落,进而引发肺栓塞而危及患者生命 [6]。肺栓塞发病隐匿、起病急、正确诊断率低、死亡率高,是临床护理的难点之一。恶性肿瘤患者发生静脉血栓栓塞症的风险很高,血栓事件是仅次于癌症本身的第二大死因。北京协和医院病理科对肿瘤患者肺栓塞的尸检结果显示:由恶性肿瘤引起肺栓塞的患者中,约2/3为血栓性栓子,约1/3为肿瘤性栓子,80%肺栓塞患者起病时无临床症状,致命性肺栓塞患者死亡在2小时内发生。急性肺栓塞导致肺动脉管腔阻塞,血流减少或中断,引起不同程度的血流动力学和气体交换障碍 [7]。轻者可无任何症状,重者因肺血管阻力突然增加,肺动脉压升高,压力超负荷导致右心室衰竭,是急性肺栓塞死亡的主要原因。

【反思总结】

妇科恶性肿瘤患者手术涉及范围广,盆腔内有丰富的静脉血管,手术操作时有可能损伤局部的组织及血管内皮;术中取截石位,腘窝长时间受压引起小腿血流减慢;术后前期需要卧床,血液循环受阻,易致下肢深静脉血栓发生。深静脉血栓形成后1~2周内栓子极易脱落,发生肺栓塞。肺栓塞的典型"三联征"包括胸痛、咯血、呼吸困难,但是发生率不足30%,甚至有研究显示仅为8.6%,有相当一部分患者临床症状不明显,容易出现漏诊以及误诊的情况,抢救不及时,对患者生命安全造成严重威胁,死亡率高 [8]。在临床检查中,胸片或心电图的敏感性及特异性低,但是有助于鉴别诊断。建议行CT肺动脉造影检查,其敏感度、特异度高达83%、96%,可作为肺栓塞初步诊断的首选方法 [9]。有报道妇科1例子宫内膜癌患者,术后Caprini评分均为高危,且提前采取了预防措施,但是肺栓塞依然发生了,患者临床仅表现为呼吸困难、血氧饱和度下降明显,无胸痛、咯血等症状出现。提示在肺栓塞的预防上,不能单纯依靠预防,也不能依靠肺栓塞的典型症状进行预判,需根据患者病情监测生命体征,观察其临床表现,并结合患者伴有的基础疾病和身体情况,选择恰当的检查设备及方法进行诊断,及时实施抢救措施,避免严重并发症发生。

综上,医护人员应做好患者围手术期的血栓风险评估,重视肺栓塞的预防,术后如无明显出血风险,可给予药物预防治疗。在血栓风险评估高危的患者护理中,护理人员必须对患者出现的呼吸困难、胸痛、咯血等症状有正确的认识,能够警惕肺栓塞的发生，做到早发现、早诊断、早治疗；熟练掌握抢救技术，在患者发生病情变化，出现危及生命情况时，嘱患者卧床休息、高流量吸氧、监测生命体征，同时通知医生，对患者开展抢救工作，做好后期护理工作，提高患者存活率。

【参考文献】

[1] 贺宁宁，田瑾．急诊肺血栓栓塞症的临床观察及护理要点 [J]．血栓与止血学，2020，26(5): 867-868.

[2] 苏杰，王琼萍，顾红．综合护理干预在急性肺栓塞患者静脉溶栓治疗中的应用 [J]．护理实践与研究，2018，15(13): 53-54.

[3] 张卫霞，刘芳．妇科手术后下肢深静脉血栓超声影像学及引发肺栓塞危险性初步探讨 [J]．血栓与止血学，2021，27(3): 479-480.

[4] 中国临床肿瘤学会 (CSCO) 肿瘤与血栓专家共识委员会．肿瘤相关静脉血栓栓塞症的预防与治疗中国专家指南（2015 版）[J]．中国肿瘤临床，2015(20): 979-991.

[5] ABDOL RAZAK NB, JONES G, BHANDARI M, et al. Cancer-associated thrombosis: an overview of mechanisms, risk factors, and treatment[J]. Cancers(Basel), 2018, 10(10): 380.

[6] 张依然，勇强．超声诊断下肢深静脉血栓形成的研究进展 [J]．血管与腔内血管外科杂志，2017，2(11): 39-40.

[7] 董保英．肺栓塞的临床特征及护理措施 [J]．中国实用医学，2016，11(12): 218-219.

[8] 纳建荣，马宣，周玮．原发性肺癌合并肺栓塞的临床特征分析 [J]．临床肺科杂志，2017，22(5): 817-821.

[9] NAZAROĞLU H, OZMEN C A, AKAY H O, et al. 64-MDCT pulmonary angiography and CT venography in the diagnosis of thromboembolic disease[J]. AJR Am J Roentgenol, 2009, 192(3): 654-661.

（杨　敏　胡　婷）

病例 27 绒毛膜癌患者并发双侧胸腔积液 1 例临床护理分析

【病史摘要】

患者，女，31岁，因"右侧前胸壁痛 2 月余，咳嗽、痰中带血伴呼吸困难 3 天"于 2021 年 3 月 9 日入院（四川省肿瘤医院）。

2 月余前患者无明显诱因出现右侧胸壁间断性疼痛，随呼吸动度改变，无其他不适，遂于 2021 年 1 月 31 日于当地医院行胸部平扫 CT 检查示：①双肺继发性肺结核（考虑病灶趋于稳定）；②右肺下叶近肺门区占位（直径约 6.2 cm 团块软组织影），恶性病变不除外；③右侧少量胸腔积液。行纤支镜检查未见明显异常。

2021 年 2 月 4 日，患者就诊于云南某三甲医院，行胸部增强 CT 检查示：①右肺中间段支气管周围见软组织密度影，大小约 52 mm × 42 mm，分叶状，增强扫描见不均匀强化表现，考虑为占位性病灶。②右侧胸膜腔少量积液，其内散在团块状、团片密度增高影，增强扫描强化不明显，部分病灶与右侧肺门分界不清，占位性病灶与胸膜腔血肿不排除。③左肺上叶前段及下叶背段结节影、条片影，考虑为慢性感染性病灶（继发性肺结核？）。④心包腔少量积液。行彩超检查示：双侧颈部、双侧锁骨上窝、双侧腋窝内、双侧腹股沟区多个淋巴结可见，双侧颌下部分肿大。头颅 CT 及全身骨显像均未见明显异常。

2021 年 2 月 10 日，患者就诊于四川省肿瘤医院胸部放疗科，门诊行支气管镜取细胞病理检查示："右肺中叶外侧段"细胞学未见肿瘤细胞。

2021 年 2 月 20 日，行颈部 + 胸部 + 上腹部增强 CT 检查示：右肺门及邻近右肺肿块占位，大小约 8.7 cm × 8.5 cm，不均匀强化，考虑肺癌，病灶紧贴纵隔与之分界不清；右侧胸腔大量积液，右侧胸膜不均匀增厚强化，需待排胸膜转移，心包少量积液；余未见确切异常。当日，行"超声支气管镜引导下右肺占位穿刺活检术"，取右肺占位组织 2 块。病理检查示："右肺占位"穿刺标本查见异型细胞团，首先需考虑非小细胞癌，待试行免疫组化协助诊断。

2021 年 2 月 22 日，患者诉已停经 40 天。

2021 年 2 月 23 日，查血 β-hCG > 10000 U/L；腹部彩超示：子宫、双附件目前未见孕囊样结构。

2021 年 2 月 24 日，免疫组化结果提示"右肺占位"异型细胞团免疫表型：P40（-），P63（-），TTF-1（-），NaspinA（-），CK（+），结合形态学特点支持分化较差的癌，目前无法区分具体分化类型。

2021 年 3 月 1 日，查血 β-hCG 719549 U/L，复查彩超示：子宫内膜厚约 1.2 cm，宫腔内未见明显异常，盆腔少量积液。

2021 年 3 月 4 日，病理补充诊断意见提示"右肺占位"异型细胞团免疫表型：HCG（+），Salia（-），Oct3/4（-），EMA（-），CK8/18（+），CKl9（+），CK（L）（+），CK（H）（个别阳性）。

2021 年 3 月 6 日，患者无明显诱因出现咳嗽、咳痰，痰中偶带血丝，偶感恶心、胸闷、呼吸困难，无腹痛、异常阴道流血等不适，为求进一步诊治就诊妇瘤科，门诊拟诊"绒毛膜癌（简称绒癌）肺转移？"收治入院。

既往史：无糖尿病、脑血管病、高血压、冠心病、精神病、传染病史，无外伤、手术、输血史，预防接种史不详，对青霉素、芒果过敏。

婚育史：月经初潮 14 岁，3~5 天 /28~30 天，末次月经时间 2021 年 1 月 8 日。G2P1，2014 年"稽留流产"1 次，2019 年 7 月 26 日足月顺产 1 子，自诉整个孕期及产后未出现异常阴道流血、咳嗽、咯血等，产后 1 月左右恶露干净，2020 年 8 月产后月经恢复，9 月月经未来潮，自诉 2020 年 10 月于当地医院查妇科彩超未见明显异常，10 月月经正常来潮，11 月自诉阴道不规则流血 2 次，每次持续 5~7 天，量明显少于平素月经量，未重视，未进一步诊治。

家族史：父母健在，家族无类似病例。

入院查体：体温 38.1 ℃，脉搏 135 次 / 分，呼吸 22 次 / 分，血压 113/70 mmHg，双肺呼吸音增粗，双下肺闻及干湿啰音，右肺明显。腹部稍膨隆，腹软，无压痛、反跳痛，未触及确切包块，双下肢轻度水肿。

妇科专科检查：外阴已婚已产型，阴道通畅，黏膜光滑，子宫颈后唇轻度糜烂样改变，可见纳氏囊肿，子宫稍增大，双附件区未扪及明显异常。

【诊疗经过】

患者入院后转入发热隔离病房观察，最高体温为 39.1 ℃，最快心率为 158 次 / 分，行相关辅助检查提示存在感染，同时伴有贫血、低蛋白血症、肝功能异常等，复查血 β-hCG 574100 U/L。予以抗感染、输血、保肝、口服美托洛尔及塞莱昔布对症支持治疗，入院当天患者出现呼吸困难、胸闷、气紧等不适，立即行 CT 肺部动脉造影、颅脑及全腹增强 CT 检查，结果示：右肺门及邻近右肺占位（较大截面约 13.4 cm × 11.3 cm），无肺栓塞征象；颅脑无转移；宫腔内病灶（范围约 4.3 cm × 3.4 cm），子宫肌层变薄。

2021 年 3 月 10 日，置入右颈内中心静脉导管，行 BEP[博来霉素 15 mg 静脉注射（第 1~3 天）+ 依托泊苷 100 mg 静脉滴注（第 1~5 天）+ 顺铂 30 mg 静脉滴注（第 1~5 天）] 方案抢救性化疗。患者夜间出现间断咯血，量约 50 mL，颜色鲜红，立即转入 ICU 治疗，暂停化疗药物，给予止血、止痛、保肝、利尿、抗感染、输血、补充白蛋白等对症支持治疗。

2021 年 3 月 11 日，患者病情危重，继续行 BEP 方案抢救性化疗。

2021 年 3 月 16 日，患者感胸闷、气紧明显，端坐呼吸，行急诊胸全腹 CT 平扫，与 2021 年 3 月 10 日相比：子宫内软组织增厚，范围较前缩小，右肺门及邻近右肺占位，周围肺组织不张及实变较前范围增大，双侧胸腔积液，右侧较前增多，左侧较前新增，右侧胸膜不均匀增厚。立即与患者及家属沟通，交代相关情况及术后注意事项，签署胸腔穿刺置管同意书后，以超声定位点为穿刺点，给予中心静脉导管[1]代替胸引管行"双侧胸腔闭式引流"，患者胸闷、气紧症状缓解。

2021 年 3 月 17 日，转回病房，给予升白细胞、升血小板及输血对症治疗。

2021 年 3 月 18 日，复查血 β–hCG 11010 U/L。

2021 年 3 月 26 日，复查胸部 CT 提示双侧胸腔少量积液，拔出双侧引流管，病情平稳。

2021 年 3 月 29 日，复查血 β–hCG 1594 U/L。

2021 年 4 月 2 日，行 BEP 方案第 2 周期化疗，化疗过程顺利。

2021 年 4 月 7 日，复查血 β–hCG 492 U/L，患者康复出院，行出院指导。

【诊疗思路】

（1）护理评估。

入院评估：体温 38.1 ℃，脉搏 135 次 / 分，呼吸 22 次 / 分，血压 113/70 mmHg；神志清楚，语言沟通欠佳，睡眠、食欲欠佳，大小便正常；身高 158 cm，体重 53 kg，BMI 21.2 kg/m^2；NRS 2002 营养风险筛查评分 2 分；Barthel 指数总分 100 分，Braden 评分 23 分，跌倒危险因素评估 3 分，Caprini 评分 3 分，MEWS 评分 7 分，NRS 疼痛评分 3 分。

（2）护理诊断。

①体温过高：与肺部感染有关。

②气体交换受损：与绒癌肺转移、胸腔积液有关。

③潜在并发症：有窒息的风险，与咯血有关。

④焦虑、恐惧：与胸痛、咯血、呼吸困难、血 β-hCG 持续升高有关。

⑤舒适改变：与胸闷、胸痛、气紧、发热有关。

⑥营养失调：与贫血、低蛋白血症、化疗药物所致消化道反应有关。

（3）护理目标。

①患者体温正常，肺部感染控制好。

②患者呼吸顺畅，无呼吸困难、窒息发生。

③患者知晓疾病相关知识，积极配合医疗护理，焦虑减轻，无恐惧。

④患者无胸痛、胸闷、气紧，日常生活不感疲乏。

⑤患者营养均衡，顺利完成 2 周期化疗，无化疗药物严重副反应发生。

（4）护理措施。

①体温过高。密切监测生命体征并做好记录，遵医嘱予药物或物理降温，降温时患者出汗较多，及时擦干汗液，更换衣服和床单，防止受凉；高热时呼吸加快、皮肤蒸发水分增多，分解代谢加强，及时补充水分、电解质和营养，重视口腔护理和皮肤护理，注意手卫生，嘱患者卧床休息，以减少氧耗量，缓解头痛、肌肉酸痛等症状。

②胸腔引流管护理。置管后患者抬高床头 30°~45° 有利于呼吸；保持引流管固定妥当，避免打折、扭曲；观察引流液的颜色和量，并做好记录；首次排液量应少于 600 mL，而后视病情逐渐增多，但每日不宜超过 1000 mL，避免短时间内大量排液引起纵隔摆动；保持穿刺点敷料清洁干燥，无污染、潮湿或脱落，避免非计划性拔管不良事件发生；指导患者呼吸功能训练：吸气时增加腹压，经鼻腔缓慢吸气至最大肺活量，后保持 3~5 秒，呼气时经口缓慢呼出，腹部用手稍按压，将呼吸末端残留气体完全排出，以减少胸膜粘连的发生，从而提高通气量。

③咯血护理。尽量卧床休息，咯血量大时应禁食，咯血量小时可进少量温或凉的流质，嘱多饮水和多食含纤维素丰富的食物，以保持大便通畅，避免便秘的发生，不能饮用含有浓茶、咖啡的刺激性液体。床旁备好抢救用物，咯血时患者取坐位或前倾位，也可将头偏向一侧，尽量将血块全部咯出，确保呼吸道通畅，以防窒息。根据患者病情监测生命体征，注意病情变化，特别是呼吸，警惕有无窒息发生先兆，

一旦出现窒息征象，立即将患者取头低足高位，并轻拍背部将血块排出，以清除呼吸道内积血，必要时用吸引器吸出，给予高流量吸氧、行心电监护。

④疼痛护理。定时对患者进行疼痛评估，根据疼痛评分分值，给予不同的镇痛方式。轻度疼痛可以采取让患者听音乐等方式分散患者对疼痛的注意力，中重度疼痛根据医嘱给予口服止痛药或静脉泵入止痛药等镇痛治疗。指导患者及家属正确服用止痛药或使用镇痛泵。严密观察用药效果及不良反应，积极采取措施预防或减轻不良反应的发生。

⑤感染预防与控制。严格无菌操作，操作中严格执行手卫生，避免发生交叉感染；中心静脉导管每周维护两次，颈部出汗多时增加导管维护频次；胸腔引流袋每周更换两次，注意引流管与引流袋连接紧密；起床活动时，保证胸腔引流管有效引流，引流袋低于穿刺部位以防逆行感染；遵医嘱按时使用抗生素治疗，密切观察患者体温情况和其他不适。

⑥舒适护理。卧床休息，保持口腔清洁，去除口腔异味，少量多次饮水，促进口腔舒适；高热时给予药物或物理降温后，保持衣服、床单干燥、清洁；根据患者病情指导翻身、协助臀部减压，预防压疮发生；将生活用品放置于易拿取的地方，协助做好基础护理；指导患者使用床挡、扶手等辅助设施，以节省体力和避免跌倒。

⑦饮食和康复指导。高热、咯血后，饮食由流质到半流质，逐渐过渡到普食，指导患者进食高蛋白、高热量、高维生素的饮食，如鸡蛋、牛奶、瘦肉、禽肉、鱼、虾、豆制品、新鲜蔬菜和水果等，必要时给予口服营养补充（Oral Nutritional Supplement, ONS）[2]。化疗期间勿食香蕉、核桃、茄子等，以免诱发或加重恶心、呕吐的发生，如果没有恶心、呕吐发生或者恶心、呕吐症状较轻，可正常进食，不宜过饱，少量多餐，每日饮水 1500~1700 mL，确保小便 2500 mL 以上，以加速药物排泄，减轻化疗副反应发生；评估患者营养状况，了解其每日进餐量，必要时遵医嘱静脉补充营养液。根据病情为患者制订康复活动计划：病情危重期间以床上活动为主，如被动或主动活动四肢；病情稳定期，指导患者下床活动，预防静脉血栓，患者化疗后可能伴有身体虚弱、头昏或双下肢乏力等，易发生跌倒，应遵循下床活动"三部曲"，即床上坐，能坚持 30 分钟以上无不良反应，则床边坐，能坚持 30 分钟以上者，在协助下沿着床边走动，如无不适，可适当增加活动量及行走距离，以患者不感到累为度。

⑧心理护理。患者疾病确诊经历时间长，过程复杂，精神上受到沉重打击，此患者文化水平低，加上是少数民族，语言交流有些不畅，常常表现为情绪低落、悲观失望，对治疗及生活失去信心，护理人员多巡视患者，常陪伴在患者身旁，耐心

向患者分阶段讲解疾病相关知识、治疗方案及治疗效果，检查其掌握情况，多次反复讲解，直到掌握为止，同时邀请同类成功病例现身说法，及时告知查血 β-hCG 值下降明显，治疗效果显著，让患者树立信心，保持情绪稳定，积极配合治疗和护理；同时关注患者家属的情绪，提供力所能及的帮助，及时告知治疗措施和治疗效果，医护患共同配合，给予患者更多的照护，让患者感受到温暖和关爱，树立战胜疾病的信心和勇气。

（5）护理评价。

①给予物理降温、抗生素和营养支持治疗后，患者体温正常，肺部感染得到控制。

②患者因咯血、呼吸困难转入 ICU，给予止血、抢救化疗、双侧胸腔穿刺引流对症处理后，咯血停止，胸闷、呼吸困难症状缓解，未发生窒息，生命体征平稳，转回病房继续治疗。

③患者了解疾病的治疗及预后，积极主动配合治疗护理，情绪良好。

④实施镇痛护理措施、口服止痛药、静脉泵入止痛药后患者疼痛减轻，NRS 疼痛评分 ≤ 2 分。

⑤给予输血、输白蛋白、止吐对症治疗，患者贫血、低蛋白血症已纠正，营养均衡。

⑥患者逐渐下床活动，生活自理，无血栓和跌倒等护理并发症。

⑦患者清洁舒适，未发生压力性损伤。

【知识拓展】

妊娠滋养细胞疾病（Gestational Trophoblastic Disease，GTD）是一组与妊娠相关的疾病，可以分为良性葡萄胎及恶性妊娠滋养细胞肿瘤（Gestational Trophoblastic Neoplasm，GTN），前者分为部分和完全性葡萄胎，后者包括较常见的侵蚀性葡萄胎（Invasive Mole，IM）、绒毛膜癌，以及较为少见的胎盘部位滋养细胞肿瘤和上皮样滋养细胞肿瘤[3]。绒毛膜癌是一种高度恶性的滋养细胞肿瘤，其特点是滋养细胞失去了原来的绒毛或葡萄胎结构，浸润入子宫肌层，造成局部严重破坏，并可转移至其他任何部位。绝大多数绒癌继发于正常或不正常的妊娠之后，称为"妊娠性绒癌"，主要发生于育龄期妇女[4]。前次妊娠后至发病，其时间间隔可以不定，有的在妊娠开始即可发生绒癌，也有报道间隔可以长达 20 年之久。足月妊娠后继发绒癌较为罕见，约占绒癌发病率的 1/4，临床误诊率较高。绒癌的本质是滋养细胞过度增生而恶性变的肿瘤，在早期即可发生广泛性血管浸润，因此常发生转移，最常见的转移部位是肺，其次为阴道、脑、肝脏、胃肠道等部位。同时转移灶血管组织较脆，因此常因转移部位不同出现不同的临床症状，发生肺转移时，可出现咳嗽、咯血等症状。患者在无原发灶症状或症状不典型时，常以转移灶相关症状而就诊，导致临床误诊率较高。绒癌的治疗原则以化疗为主，手术和放疗为其他辅助手段，对化疗高度敏感，治愈率高，即使病灶广泛转移，患者仍有根治的可能。化疗方案相关指南中建议可以直接选用 EMA/EP（依托泊苷 + 甲氨蝶呤 + 放线菌素 -D/ 依托泊苷 + 顺铂）作为初始治疗方案，其他二线方案有：BEP（博来霉素 + 依托泊苷 + 顺铂）、MBE（甲氨蝶呤 + 博来霉素 + 依托泊苷）、TE/TP（紫杉醇 + 依托泊苷 / 紫杉醇 + 顺铂）、FA（氟尿苷 + 放线菌素 -D）、ICE（异环磷酰胺 + 顺铂 / 卡铂 + 依托泊苷）等。化疗方案选择应根据 FIGO 分期、年龄、对生育的要求以及经济情况等综合考虑，实施个体化治疗。

【反思总结】

本例患者以"胸壁疼痛"为首发症状，未出现典型的原发灶症状，导致患者从发病至诊断明确，经历了较长的误诊过程，现患者绒癌诊断已明确，分析患者漏诊、误诊的关键原因可能包括：

（1）患者末次妊娠距发病有 1 年余，产后恶露 1 月左右干净，整个孕期及产后乃至月经恢复前均未出现异常阴道流血、流液，咳嗽、咯血等不适，导致患者在初次出现月经异常而就诊时，医生追溯患者病史，未发觉存在妊娠滋养细胞肿瘤的征兆而忽略复查血 β-hCG 等情况。患者月经恢复后曾停经 1 月，妇科彩超检查并未发现异常情况，当患者再次出现异常阴道流血时，自身也未引起重视。

（2）患者是以肺转移为主要表现的绒癌，首发症状在于胸部，表现为"胸壁疼痛"，而且首次就诊的科室是胸部相关科室，因此临床医生也容易忽略妇科疾病。滋养细胞肿瘤具有特殊性，可以仅依靠葡萄胎清宫后或妊娠后血 β-hCG 水平作为主要诊断依据，影像学证据不是必要的，而组织学则为诊断的客观证据。因此，临床中任何形式的妊娠结束，均应重点询问月经恢复情况及异常阴道流血情况，重视后期监测血 β-hCG 的变化，尤其是女性肺癌患者，更应该进行详细的病史收集与进行血 β-hCG 检查，以排除绒癌肺转移的可能性，从而提高妊娠滋养细胞肿瘤的早期诊断率。

（3）本例患者以"肺转移灶"症状就诊，妊娠滋养细胞肿瘤肺转移的影像学表现形态多样，缺乏特异性，因此诊断困难，临床误诊率高。有研究发现，绒癌肺转移（51.5%）概率大于侵袭性葡萄胎（38.3%）；后者肺转移的表现形态较单一，以结节性病变为主，因此临床中以转移灶就诊时更容易辨别，而绒癌肺转移灶则形态多变，可有斑片结节状病灶、团块状阴影、粟粒状伴结节状等混合性表现。另外，妊娠滋养细胞肿瘤肺转移往往以双肺中下野多见，右肺较左肺多，外侧带较内侧带多，因此绒癌肺转移影像表现因其无特异性及典型性，常难以同肺结核、原发性肺癌相鉴别。且典型的绒癌肺转移灶多呈双肺散在多发病灶，如本例患者单一巨大转移病灶的情况极为少见。同时患者原发灶影像学也值得重视，彩色多普勒超声是妇产科临床诊疗中首选的影像学检查，该患者多次查妇科彩超均未发现原发灶病变，最终腹部 CT 检查得以明确原发灶。提示超声检查在绒癌等特殊肿瘤检查中或许存在一定的不足，在临床检查过程中经腹彩超易受肠道气体、膀胱充盈程度等因素干扰，经阴道彩超相对更能反映妇科盆腔情况，亦或许因绒癌原发灶在彩超影像学中具有一定的复杂性及隐匿性，上述特点也是造成本例患者误诊的原因之一，因此在辅助诊断此类易漏诊、误诊的特殊疾病时，需更多的临床病例总结其特点，加强对疾病超声影像特征的掌握，必要时结合增强 CT/MRI 等检查项目以明确病变情况，提高疾病的早期诊断率。

此外，本例患者因"肺转移灶"症状就诊，肿瘤从 6 cm 短期内增长至 13 cm，提示疾病进展迅速，侵袭性极强。患者肺部转移灶广泛，心包积液明显加重，导致呼吸困难，缓解心包压塞是当务之急，但抗肿瘤治疗也刻不容缓。尽管绒癌恶性程度高，但对化疗极为敏感，高危的患者治愈率可达到 90%，因此晚期患者治疗目标也应是临床治愈。结合目前检查结果，患者诊断为"绒癌（Ⅲ期，评分 13 分）"。根据 FIGO 2000 预后评分标准，患者目前属于极高危组，即 FIGO 评分 ≥ 13 分或伴脑转移或广泛转移的患者。BEP 方案在高危型妊娠滋养细胞肿瘤患者治疗中应用较多，绝大部分患者能耐受其毒副反应，临床疗效满意，本例可考虑应用 BEP 方案行抢救性化疗。

最后，本例患者是绒癌肺转移导致的胸腔积液，而且确诊时间长，容易产生焦虑、倦怠情绪。护理人员不仅要对常规的胸腔积液进行护理，还要对患者进行心理疏导，缓解患者的情绪，给患者及家属讲解治疗成功的案例，使其有战胜疾病的信心，并与医务人员建立信任关系。

综上，本例患者呼吸困难且痰中带血，肿瘤负荷极高，体能状况较差，能否耐受化疗毒副反应是未知且冒险的，但患者病情来势凶猛，发展迅速，只有及时化疗才有挽救患者生存的一线机会。主管医生与患者及家属切实交代病情危重情况，充分沟通抢救性化疗的必要性及相关风险，予以 BEP 方案急诊化疗，同时积极保肝支持治疗，预防处理胃肠道反应的发生，避免诱发更严重的出血事件，化疗后积极应用粒细胞集落刺激因子预防中性粒细胞减少。通过以上治疗及护理措施的实施，患者康复良好。

【参考文献】

[1] 丁家新 . 观察中心静脉导管置管引流治疗胸腔积液的效果 [J]. 中国实用医药 , 2020, 15(6): 42-43.

[2] 中华医学会肠外肠内营养学分会 . 成人口服营养补充专家共识 [J]. 中华胃肠外科杂志 , 2017, 20(4): 361-365.

[3] 向阳 , 赵峻 . 妊娠滋养细胞疾病诊治进展 [J]. 中国实用妇科与产科杂志 , 2017, 33(1): 14-18.

[4] 中国抗癌协会妇科肿瘤专业委员会 . 妊娠滋养细胞疾病诊断与治疗指南 (2021 年版) [J]. 中国癌症杂志 , 2021, 31(6): 520-532.

（杨　敏　胡　婷）

病例 28 妇科恶性肿瘤术后下肢淋巴水肿1例临床护理分析

【病史摘要】

患者，女性，56岁。诊断：Ⅰa期宫颈癌术后放化疗后。职业：工人，夫妻均为工薪阶层。家庭：已婚，丈夫照顾细致入微，育有一女，大学毕业，已工作，社会支持好。

2012年1月，患者确诊Ⅰa期宫颈癌，行宫颈癌广泛切除术后放化疗至同年8月。

2012年7月，患者出现左下肢肿胀进行性加重，自觉患肢沉重、坠胀，活动能力逐渐受限，常年各地求医无果。

2016年9月，外院确诊双下肢继发性淋巴水肿，并继续四处就医，均无效。

2017年10月，四川省肿瘤医院淋巴水肿康复门诊就诊，通过评估排除禁忌，当日淋巴水肿康复治疗室接受第一次治疗，12月11日，院内30次淋巴水肿综合消肿疗法（Complex Decongestion Therapy，CDT）治疗结束，患者居家护理维持治疗持续进行至今，症状明显好转。

体格检查：患者生命体征平稳，表情焦虑，情绪低落，精神尚可，心肺腹查体未见明显异常。双下肢非对称性肿胀，非凹陷性水肿，左下肢整体明显粗于右下肢。左下肢重度肿胀，膝关节及踝关节处脂肪组织堆积，外观畸形；皮肤颜色淤红、皮温略高，干燥、毛孔粗大、严重角化、疣样增生，踝关节处褶皱深伴陈旧皲裂，小

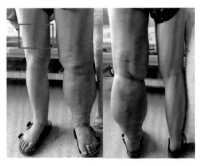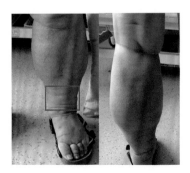

注：左图示"增生淋巴液漏痕迹"；右图示"褶皱严重角质化皮肤干燥、有皲裂"

图28.1 患者首次入院体格检查图

腿及足背有淋巴液漏愈合后痕迹；大腿局部、小腿、足部大面积纤维化、硬化，质硬、板状、象皮样改变。右下肢整体轻度肿胀，外形接近正常肢体，质软。患者双下肢体格检查如图 28.1 所示。

康复评定："膝关节活动范围"主动屈膝 60°，足尖内旋、外旋、足背屈、趾曲均严重受限。采用患者自我报告的方式行康复评定，患者自我报告评分如表 28.1 所示。

表 28.1　患者初始自我报告评分

项目	院内治疗前评分（分）	备注
疼痛 NRS	2	左下肢胀痛，无压痛
心理 DT 筛查	7	4 分及以上为明显心理问题
焦虑自评量表 SAS	72	重度焦虑
抑郁自评量表 SDS	68	中度抑郁
日常生活能力评定	65	患者在穿衣、如厕、平地行走、上下楼梯四项上失分

【诊疗经过】

（1）排除禁忌证。

患者无心力衰竭、肾功能无异常、无感染、无局部癌性转移、无合并血栓；患肢皮肤无严重感染、破溃。

（2）护理评估。

①双下肢非对称性肿胀，非凹陷性水肿，左下肢整体明显粗于右下肢。

②左下肢重度肿胀，膝关节及踝关节处脂肪组织堆积，外观畸形；皮肤颜色淤红、皮温略高，干燥、毛孔粗大、严重角化、疣样增生，踝关节处褶皱深伴陈旧皲裂，小腿及足背有淋巴液漏愈合后痕迹；大腿局部、小腿、足部大面积纤维化、硬化，质硬、板状、象皮样改变。

③右下肢整体轻度肿胀，外形接近正常肢体，质软。

（3）护理诊断。

①体液过多：下肢淋巴水肿，体液蓄积。

②长期自尊低下：下肢常年肿胀畸形，行走困难，自尊心低下，社会功能严重受损。

③焦虑：水肿肢体常年就医无果，且下肢症状逐年加重，担忧疾病是否会复发。

④潜在的并发症：与淋巴水肿导致免疫系统受损，局部皮肤褶皱处皮肤皲裂，易发生感染有关。

⑤皮肤完整性受损：与水肿局部皮肤纤维化、角质化、象皮样改变，皮肤张力增加、褶皱处皮肤皲裂有关。

（4）康复目标。

①改善患者淋巴水肿状态，提高患者日常生活能力。

②改善患者下肢功能，恢复患者健康状态。

③保持皮肤完整性，无感染发生。

④给予专业心理支持，患者消除焦虑，重拾自尊，恢复社会功能角色。

（5）CDT治疗及康复护理措施。

①心理疏导。采用倾听、共情、信息支持等技术降低患者心理痛苦水平。

②拟订淋巴水肿CDT方案、计划，知情同意，用物准备。治疗计划及方案：CDT 1次/天，一疗程（20次）。方案包括皮肤护理、手法淋巴引流（Manual Lymphatic Drainage，MLD）、空气波压力治疗、弹性绷带包扎、功能锻炼。根据淋巴水肿严重程度不同，患者每次治疗时间1~2小时。签署知情同意书。准备用物包括润肤露、淋巴水肿专用压力治疗产品、空气波压力治疗仪。本例患者结束一疗程治疗，水肿有所缓解后外出旅游出现病情反弹，再次院内行10次CDT，共计治疗30次。

③实施淋巴水肿综合消肿治疗。

采集数据：2017年10月9日，对患肢不同点位周径进行测量（图28.2），得到患者患肢尺寸数据（表28.2）。

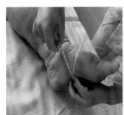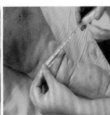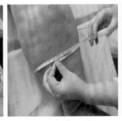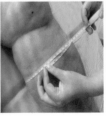

图28.2　测量点位

表28.2　患者首次评估测量数据

单位：cm

肢体点位	0	1	2	3	4	5	6	7
左下肢	27	31.5	49.5	55	55	53	53.5	53.5
右下肢	23	25	32.5	36	33	40.5	44	49.5

皮肤护理：指导患者操作前清洁皮肤，患肢涂润肤露保持滋润，纤维化、硬化皮肤涂抹喜辽妥软膏软化皮肤[1]。

MLD技术：MLD包含淋巴结开通及手法引流，淋巴开通每部位10~15次，手法引流每部位5~10分钟。总原则是先开通，后引流；手法轻、慢、柔，有节律；先健侧、后患侧；引流部位顺序从近心端到远心端，引流手法方向依淋巴走向从远心端至近心端。

开通淋巴结：按照淋巴循环方向开通头颈部、胸部、腋下、腹部、腹股沟等处淋巴结，开通颈部淋巴结如图28.3所示。

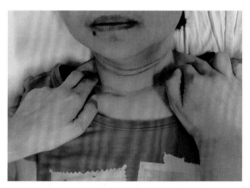

图28.3　开通颈部淋巴结

MLD：将下肢分大腿、小腿、足三部分，每部分分为三个面，引流时先健侧再患侧，从近心端至远心端分段完成，引流方向为远心端至近心端，从背面至正面，手法轻、慢、柔，约1~2秒一次。手法引流时穿插腘窝、踝关节处淋巴开通。独立或组合使用泵送法、铲送法、雨刮法、士兵技术、定圈法、旋转法等手法，泵送法、铲送法、雨刮法、士兵技术、定圈法的具体手法如图28.4所示。

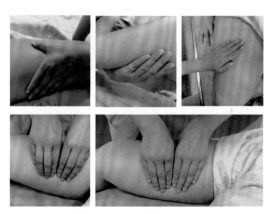

注：从上至下、从左至右依次是泵送法、铲送法、雨刮法、士兵技术、定圈法的具体手法图示

图28.4　手法图示

空气波压力治疗促进淋巴回流[2]：手法引流后配合使用空气波压力治疗。本例患者治疗初期腿围过粗，无法使用该治疗仪，经过治疗，左下肢腿围缩小一定程度后，加入治疗仪辅助治疗。

弹性绷带包扎：治疗结束后对左下肢使用低弹性绷带产品进行梯度压力包扎（压力根据患者指端皮肤、感觉等判断）。从足部开始进行，采用"8"字缠绕法与螺旋向上法进行包扎。绷带包扎8小时以上，一般24小时效果更好，纤维硬化处结合高密度泡沫促进局部组织压力改变，加速组织软化[3]，弹力包扎如图28.5所示。

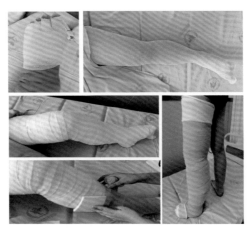

图 28.5　弹力包扎图示

④下肢功能锻炼。绷带包扎下行肢体功能锻炼，包括热身、关节活动，每个动作重复练习10~20次，每日2~3次。

⑤健康指导。保护患肢不受伤害，不做损伤性操作，避免受伤、搔抓、蚊虫叮咬；严禁冷/热敷、热水泡脚、泡温泉、蒸桑拿；保持皮肤滋润；避免久站、久坐或过量运动（广场舞、跑步、爬山等），减少长途旅行，必要时使用弹力绷带保护；坐位、卧位时，抬高患肢，促进淋巴液回流。

⑥居家管理。淋巴水肿治疗包括强化治疗（院内）和维持治疗（居家）[4]。本例患者治疗效果稳定，在院内完成治疗，熟悉掌握自护方法后回到家中继续居家自护管理并根据症状缓解情况和依从性动态调整。最初每日手法引流+弹性绷带包扎+功能锻炼。2018年5月院内淋巴水肿康复门诊复查，经评估指导患者改为白天穿3级压力弹力袜、夜间使用弹性绷带，继续每日手法引流+功能锻炼。2019年6月，视频连线指导患者穿弹力袜+功能锻炼，手法引流由每天1次改为每周至少3次。2020年7月门诊复查至今，指导患者每周1~2次手法引流，弹力袜每日维持，日常

活动即可。

⑦随访。采用"互联网+"模式进行随访，同时定时门诊复查。吸收患者入淋巴水肿康复群，由专人（主要为国际淋巴水肿治疗师）进行线上指导，定期随访，了解患者自护现状，同时解决问题和动态调整自护方案，叮嘱患者出现异常情况或反弹时立即就医。

（6）效果评价。

①院内治疗效果评价。每周测量患肢周径数据、采集患肢外观影像资料、患者主观感受（如肿胀、紧绷、沉重、僵硬、麻木、疼痛等）等，以动态评估治疗效果。2017年10月9日—2017年12月11日患肢周径变化情况如表28.3所示，行CDT 30次治疗后患者患肢腿围减少最多处达19 cm（图28.6）。

表28.3　患者下肢部分测量数据动态对比

单位：cm

日期	肢体	标记点							
		0	1	2	3	4	5	6	7
2017–10–09	左下肢	27	31.5	49.5	55	55	53	53.5	53.5
	右下肢	23	35	32.5	36	33	40.5	44	49.5
2017–11–19	左下肢	25	27	40.5	45	46	43	47	54
	右下肢	22	24	31	35	32	39	42	47
2017–11–25	左下肢	26	27	40	41.5	38	42.5	46	52.5
	右下肢	23	24	31	34.5	32	39	42	47
2017–12–11	左下肢	25	26	38	34	33	38	42	52
	右下肢	22	24	30	33	32	38	42	46

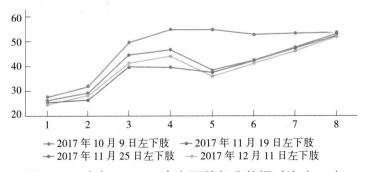

图28.6　院内CDT 30次左下肢部分数据对比（cm）

②组织状态及症状评估。皮肤皮温正常，淤红减轻、毛孔缩小、皱褶变浅、皲裂愈合，纤维硬化明显变软；自主症状沉重感、坠胀感等明显减轻。患者自我报告评估转归。患者舒适度明显改善，生活能力明显提高。治疗后再次进行患者自我报告评分，治疗前与治疗后患者自我症状报告评分如表 28.4 所示。

表 28.4　治疗前与治疗后患者自我报告评分对比

项目	院内治疗前评分	院内治疗后评分
疼痛 NRS	2 分	0 分
心理 DT 筛查	7 分	0 分
焦虑自评量表 SAS	72 分	23 分
抑郁自评量表 SDS	68 分	14 分
日常生活能力评定	65 分	100 分

③居家自评。患者主观症状持续减轻或维持，无并发症，生活质量不断提高。2019 年 6 月复查及影像资料显示，左下肢除足踝及脚趾根部仍稍肿胀伴皱褶外，大腿、膝盖、小腿、踝关节处肿胀完全消失，皮肤恢复（淤红减轻、毛孔缩小、皱褶变浅、纤维硬化消失），在穿着弹力袜的状态下，外观接近正常。2021 年 7 月影像资料显示，下肢状态较前一致，未反弹及加重。目前生活、工作、社交均能正常进行，自信心及满意度提高。患肢影像资料如图 28.7 所示。

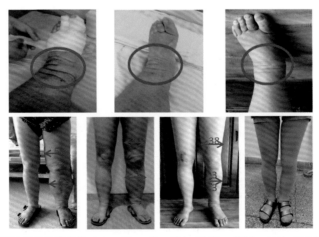

注：第一行从左至右依次为治疗前（2017 年 10 月 9 日）、治疗 27 天后、30 次 CDT 治疗后（2018 年 5 月）左下肢局部图；第二行从左至右依次为治疗前（2017 年 10 月 9 日）、院内 30 次 CDT 治疗后、2019 年 6 月复诊、2020 年 7 月复诊左下肢图

图 28.7　患者患肢影像资料

【诊疗思路】

本例患者有手术史及放化疗病史，超声检查排除深静脉血栓，MRI、彩超复查排除局部转移[5-6]。诊断：继发性Ⅲ期淋巴水肿（象皮肿）。根据患者肿瘤疾病及抗肿瘤治疗史（手术＋放化疗），淋巴水肿典型症状——AFS症（A：非对称性水肿，F：硬化、指端褶皱加深，S：Stemmer's sign 阳性，即因为组织增厚，不能捏起第二指/趾根基的皮肤）[7]，结合国际淋巴协会认可的淋巴水肿分类标准[8]，该患者被确诊为淋巴水肿Ⅲ期，象皮肿。通过正确评估、有效治疗及护理、详细健康指导等一系列措施，患肢肿胀程度、皮温、色泽、纤维化、软硬程度、褶皱等情况以及患者自主症状均明显改善，极大提高了患者的生存质量和战胜疾病的信心[9-10]。

【知识拓展】

淋巴水肿是由淋巴循环障碍引起淋巴液在组织间隙滞留所引起的，包括组织水肿、慢性炎症、组织及脂肪纤维化硬化等一系列病理改变。主要发生部位为四肢，而妇科恶性肿瘤术后的下肢继发性淋巴水肿（Lower Limb Lymphedema，LLL）发生率高达 1%~47%。继发性淋巴水肿由癌症及癌症治疗相关因素引起，比例高达 50%，可引起功能障碍（重者形成象皮肿并导致残疾）、反复感染、难治性溃疡、易恶性变等，由于其病症的长期性和治疗上的顽固性逐渐引起关注[11-12]。淋巴水肿综合消肿治疗 CDT 是目前世界上应用最为广泛，效果最为稳定的治疗方法。主要包括皮肤护理、手法淋巴引流 MLD、压力绷带包扎、功能锻炼等步骤。

【反思总结】

本例患者早年没有得到有效的救治，水肿的肢体也没有得到医务人员的重视。2017 年 9 月患者就诊后，通过评估、诊断、院内 CDT 治疗、居家管理、随访调查等长期全程管理，患者下肢症状明显减轻缓解，外形基本恢复正常，自信心恢复，生活质量显著提高。因此，以护士为主导的淋巴水肿康复治疗是应对淋巴水肿治疗的有效方式，值得推广及应用。

淋巴水肿需长期全程管理。淋巴水肿是一种不可逆进行性发展的慢性病，需长期维持治疗及终身呵护。目前国内治疗机构少，专业技师少，社保无法覆盖，院内治疗只能在门诊完成，居家管理尤为重要。"互联网＋"模式的 CDT 管理可打破时间、空间限制，提供全程 CDT 管理[12]，促进患者自我护理。本例患者自院内治疗结束以来，通过网络连线定期进行随访及健康指导，始终坚持居家护理，双下肢症状不断改善，未加重及反弹，治疗效果维持良好。由此可见，"互联网+"模式对提高患者依从性，减少并发症，居家护理方法调整等是切实可行的，值得优化及推广。

综上，价值体现与学科发展CDT是应对淋巴水肿的有效手段，对于减轻广大患者的身心痛苦，提高生活质量及满意度，具有良好的社会效益。

【参考文献】

[1] 宋丹丹，陈丽，杨婧，等.喜辽妥乳膏联合CDT疗法治疗继发性肢体淋巴水肿的效果观察[J].四川医学，2019，40(10): 1031-1034.

[2] 王惠雪，李惠萍，杨娅娟，等.空气波压力治疗仪在预防及治疗乳腺癌术后淋巴水肿效果Meta分析[J].中华肿瘤防治杂志，2017，24(11): 773-778.

[3] OLSZEWSKI W L, JAIN P, AMBUJAM G, et al. Tissue fluid pressure and flow during pneumatie compression in lymphedema of lower limbs[J]. Lvmphat Res Biol, 2011, 9(2): 77-83.

[4] 田昌英，张健，杨智蓉，等."互联网+"模式在妇科肿瘤患者下肢淋巴水肿综合消肿治疗中的应用[J].中国护理管理，2021，21(2): 171-175.

[5] LEE Y L, HUANG Y L, CHU S Y, et al. Characterization of limb lymphedema using the statistical analysis of ultrasound backscattering[J]. Quant Imaging Med Surg, 2020, 10(1): 48-56.

[6] 孙笛.继发性淋巴水肿皮肤纤维化的病理及诊疗研究[D].上海：上海交通大学，2017.

[7] HUTCHISON N A. Diagnosis and treatment of edema and lymphedema in the cancer patient[J]. Rehabil Nurs, 2018, 43(4): 229-242.

[8] M.福迪.福迪淋巴学[M].3版.曹烨民，阙华发，黄广合，等译.上海：世界图书出版公司，2018.

[9] ACHOURI A, HUCHON C, BATS A S, et al. Complications of lymphadenectomy for gynecologic cancer[J]. Eur J Surg Oncol, 2013, 39(1): 81-86.

[10] 刘超，吕静，王婷婷，等.下肢继发性淋巴水肿患者生活质量的调查[J].护理管理杂志，2014，14 (6): 400-402.

[11] KETTERER C. Surgical options for lymphedema following breast cancer treatment[J]. Plast Surg Nurs, 2014, 34(2): 82-85.

[12] LEAL NF, CARRARA HH, VIEIRA KF, et al. Physiotherapy treatments for breast cancer-related lymphedema: literature review[J]. Rev Lat Am Enfeemagem, 2009, 17 (5): 730-736.

（田昌英　王雪莹　廖秀婷）